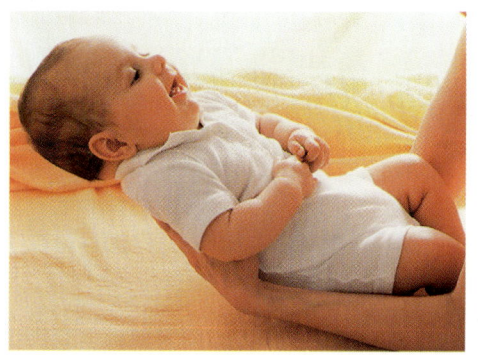

Babyfitness

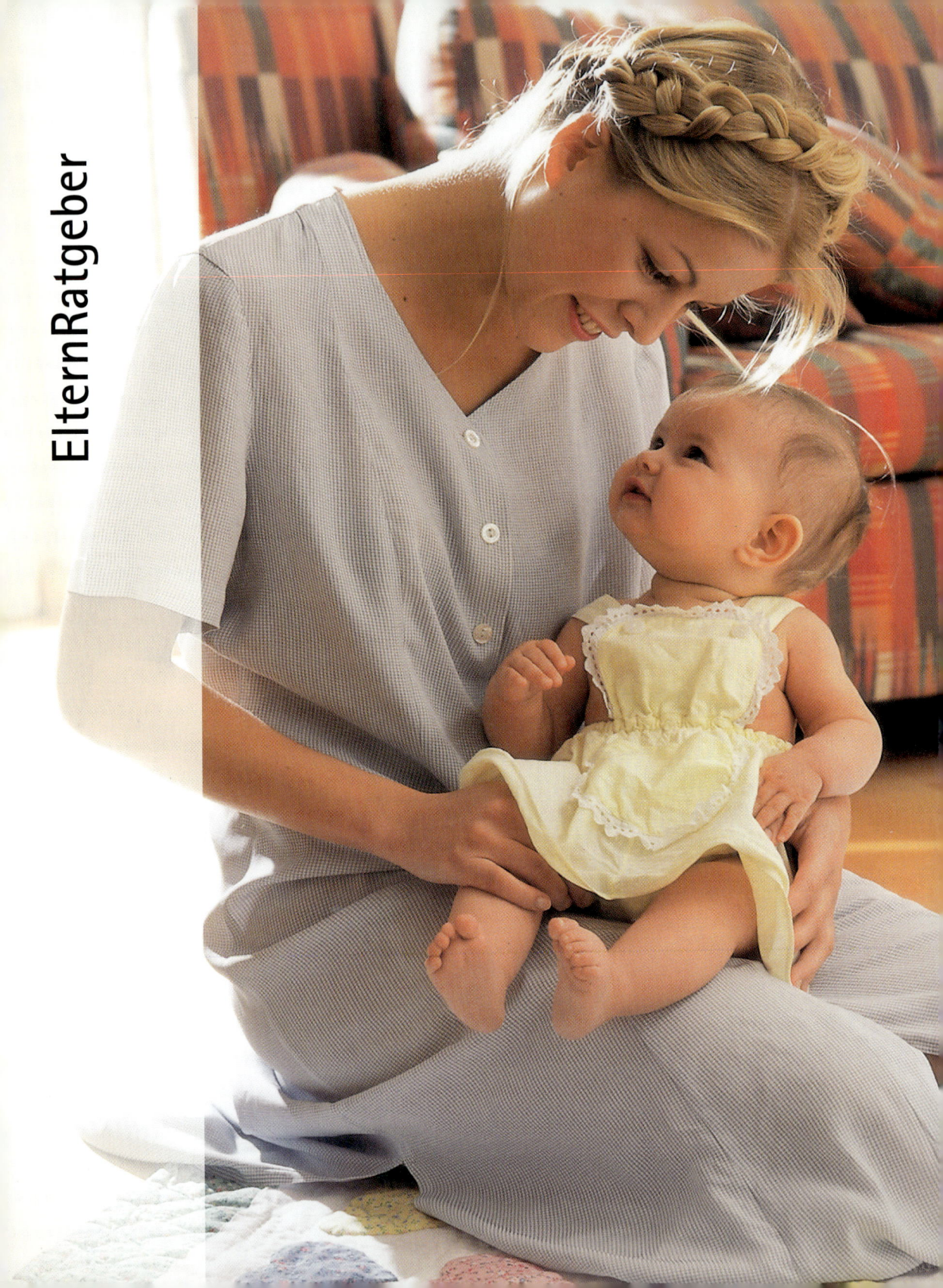

Gabriele Zeiß

Babyfitness

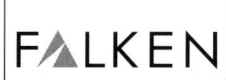

Inhalt

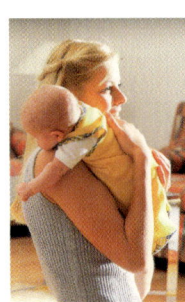

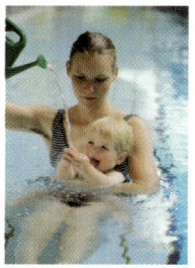

Ein Kind mit Berührung zu
füttern, seine Haut und
seinen Rücken zu nähren, ist
ebenso wichtig wie seinen
Magen zu füllen.

Frédérick Leboyer

Geleitwort

Säuglinge werden in den ersten Lebensmonaten durch viele Faktoren entscheidend in ihrem Verhalten und in ihrer Gesundheit beeinflusst.

Die Berührung ist hierbei eine der ersten und wesentlichsten Wahrnehmungen nach der Geburt. Durch sie wird Kontakt zur Umwelt aufgenommen. Die sensorischen Reize lösen über zentrale Schaltungen im Gehirn und im Rückenmark vielfältige Reaktionen aus. Hiervon werden sowohl die Psyche als auch die verschiedenen inneren Organe berührt. Bei angenehm und richtig gesetzten Reizen kann eine positive Auswirkung auf das seelische Wohlbefinden und auf körperliche Vorgänge, wie zum Beispiel die Darmperistaltik, erzielt werden.

Vielfältige funktionelle Störungen, wie zum Beispiel Unruhezustände des Säuglings, haben häufig ihre Ursache in verkrampfter Zuwendung der Eltern ihrem Kind gegenüber. Hier bietet die Babymassage mit gezielt gesetzten, sanften Berührungen ideale Möglichkeiten. So können sehr unruhige Kinder beruhigt werden, durch die Bauchmassage werden Verdauungsprobleme reguliert. Die Eltern lernen, falls sie in ihrer Zuwendung dem Kind gegenüber unsicher sind, dieses richtig zu berühren, es gefühlvoll zu streicheln und eine emotionale Bindung aufzubauen.

In der weiteren Entwicklung des Kindes hat die spielerische Bewegung und Förderung einen ganz wesentlichen Raum. Hier bietet die Autorin wichtige Anstöße und Anregungen im richtigen Umgang mit Kindern. Das Babyschwimmen als ideale Möglichkeit der Bewegungsförderung hat dabei einen festen Platz.

Die Autorin ist eine erfahrene Kennerin der Materie durch langjährige Durchführung von Elternkursen in Babymassage und Babyschwimmen, in denen sie vielen Eltern diese Methode vermitteln konnte und bei vielen Problemen hilfreich zur Seite stand. Deshalb muss man diesem Buch wünschen in die Hände möglichst vieler Eltern zu gelangen, damit es bei der Erziehung und Förderung kleiner Menschen helfen kann.

Dr. Rainer Bressel, Kinderarzt (Groß-Gerau)

Vorwort

Liebe Mutter, lieber Vater, neun Monate lang haben Sie voller Vorfreude und in der Hoffnung, dass Ihr Baby und Sie die Geburt ohne seelische Narben und gesund überstehen, auf Ihr Kind gewartet. Nun beginnt die Zeit der Gemeinsamkeit. In die Freude über dieses Wunder, das jedes gesunde Baby immer wieder ist, mischen sich gerade in der ersten Phase des Sichkennenlernens ab und zu Zweifel, ob man den Anforderungen, die ein so kleines Wesen stellt, gewachsen sein wird.

Der Förderung der körperlichen und geistigen Entwicklung Ihres Kindes kommt vom ersten Tag an entscheidende Bedeutung zu. Dieses Buch soll Ihnen helfen Antworten auf Fragen zu finden, bei denen Sie sich überfordert oder unsicher fühlen. Es setzt sich aus drei Teilen zusammen. Jeder Teil ist in sich geschlossen, aber erst alle drei Teile zusammen bilden ein harmonisches Ganzes.

Mit der Babymassage sollen Sie eingestimmt werden auf den Anspruch Ihres Babys nach Berührung, Zärtlichkeit, Zuwendung, Schmusen und Geborgenheit. Weiterhin soll das Buch ganz praktische Ratschläge geben in Form von Anleitungen zu Spielen und zu Bewegungsübungen, die Sie während der verschiedenen Entwicklungsphasen bis zum vollendeten 1. Lebensjahr mit Ihrem Kind machen können. Und schließlich soll es aufzeigen, wie wohl sich Babys in dem ihnen vertrauten Element Wasser fühlen, wenn man ihnen frühzeitig die Möglichkeit dazu gibt. Ein Spaß, an dem sich auch die Väter sehr gern beteiligen.

Viele Eltern wissen nicht, wie früh man die Entwicklung eines Kindes positiv beeinflussen kann, wie aufnahmebereit Kinder von Anfang an sind. Eltern auf dem ihnen noch unbekannten Weg zu helfen, ihnen zu zeigen, welche Möglichkeiten der Förderung es gibt, ohne dass Kinder „getrimmt" oder überfordert werden, soll Sinn und Anliegen dieses Buches sein. Ihnen und Ihrem Kind wünsche ich viel Freude am Umsetzen der Anregungen.

Gabriele Zeiß

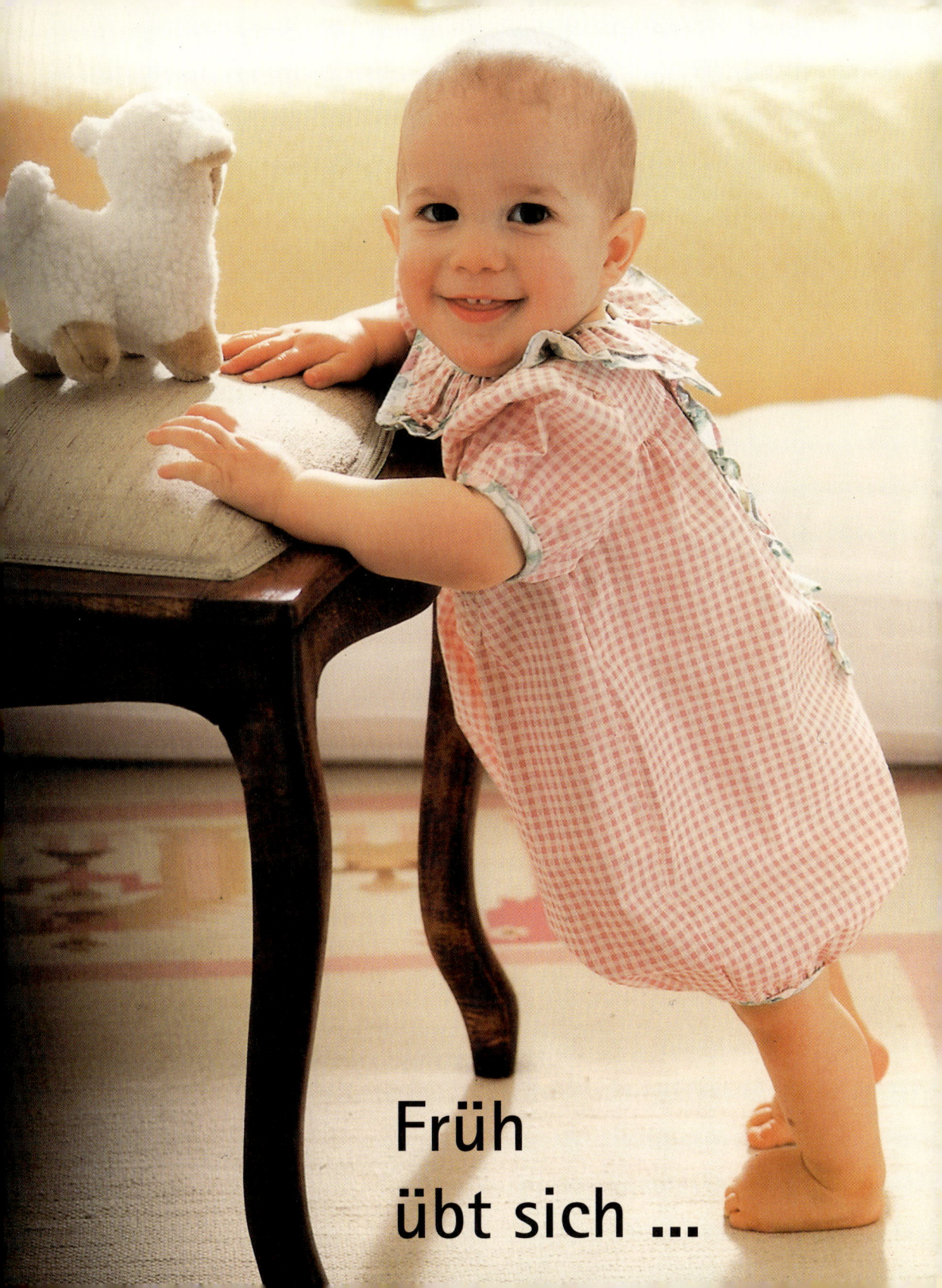

Früh
übt sich ...

Fördern, aber nicht überfordern

Es ist faszinierend und mit den Fortschritten in späteren Jahren nicht zu vergleichen, welche Vielfalt von aufeinander aufbauenden Entwicklungsphasen ein Kind vom Zeitpunkt der Geburt bis zum vollendeten 1. Lebensjahr durchläuft, d.h. in einem verhältnismäßig kurzen Lebensabschnitt. So ist es sicher verständlich, dass gerade dieser Zeit eine zentrale Bedeutung für den weiteren Lebensweg Ihres Kindes zukommt. Es benötigt Ihre Hilfe um seine körperlichen und geistigen Fähigkeiten entwickeln zu können. Sprach man früher vom „dummen Vierteljahr" oder vom Schlafalter, wenn man die ersten Lebensmonate meinte, so ist dies längst widerlegt: Kinder sind von Geburt an aufnahme- und lernfähig.

An den Beginn dieses Buches müssen wir einige grundsätzliche Hintergrundinformationen über die Entwicklung eines Kindes im 1. Lebensjahr stellen.

Wenn das Neugeborene zur Welt kommt, sind sowohl seine Motorik (Bewegung) als auch seine Sensorik (Wahrnehmung und Empfindung) noch nicht voll ausgebildet. Ihre Entwicklung bedeutet einen langwierigen Reifungsprozess, den das Baby im Prinzip vom ersten Tag seines Lebens an durchläuft. Auf diesem Weg vollzieht es nach und nach Lernprozesse, bei denen wir sehr früh unterstützend und pädagogisch eingreifen können. Dabei sollte man aber immer beachten, dass gleichaltrige Kinder durchaus einen unterschiedlichen Entwicklungsstand haben können, ohne dass dabei gleich an krankhafte Abweichungen gedacht werden muss. Sicher gibt es genügend Entwicklungsmuster, die man als Grundlage für einen Vergleich heranziehen kann, doch sollte man sich genau darüber im Klaren sein, dass Abweichungen davon immer möglich und in gewissen Grenzen auch normal sind.

Vorsicht mit Vergleichen

Eltern sind oft sehr schnell verunsichert, wenn sie mehrere Kinder gleichen Alters, zum Beispiel in einer Gruppe, erleben und dabei einen recht unterschiedlichen Entwicklungsstand feststellen. Sehr oft fällt dem entsprechenden Elternteil dann auf, dass das eine oder andere Kind einen scheinbar höheren Entwicklungsstand hat als das eigene Baby. Dabei wird häufig übersehen, dass das eigene Kind dafür andere Dinge besser beherrscht, zur Zeit also einen Reifungs- und Entwicklungsprozess durchlebt, der sich von dem der Vergleichskinder unterscheidet. Auch innerhalb einer Familie ist ein direkter Vergleich zwischen Geschwistern (falls es sich nicht gerade um eineiige Mehrlinge handelt) oft sehr schwer; dann nämlich, wenn nicht alle Entwicklungsschritte kontinuierlich schriftlich festgehalten wurden. Ja, selbst wenn dies geschehen ist, werden oftmals erhebliche Unterschiede verzeichnet, die beispielsweise abhängig sind von der erblichen Veranlagung, von der Organreife, vom Temperament und vom Gesundheitszustand des Kindes.

Man sollte deshalb derartigen Vergleichen immer zurückhaltend gegenüberstehen, denn jedes Kind ist eine individuelle Persönlichkeit und lässt sich nicht in ein Schema pressen. Sicher ist es sehr wichtig, über die Entwicklungsphasen informiert zu sein um bei groben Abweichungen rechtzeitig zu reagieren, doch sollte dies im Zusammenhang mit den neun kostenlosen Vorsorgeuntersuchungen, auf die jedes Kind Anspruch hat und die unbedingt wahrgenommen werden sollten, gemeinsam mit dem Kinderarzt besprochen werden. Voraussetzung für ein solches Gespräch ist, dass Sie Ihr Kind gut beobachten und dem Kinderarzt Auffälligkeiten mitteilen – Besonderheiten, die unter Umständen nicht kontinuierlich auftreten und somit auch bei einer Vorsorgeuntersuchung nicht sofort ins Auge fallen. Wenn die Untersuchungen regelmäßig und gründlich durchgeführt werden, können Sie darauf vertrauen, dass auftretende Abweichungen frühzeitig erkannt und entsprechend behandelt werden.

Der gesunde „Durchschnittssäugling"

Im gesamten Buch wollen wir über den gesunden „Durchschnittssäugling" sprechen, das heißt über Kinder, die sich – ohne therapiebedürftige Auffälligkeiten – im Rahmen der ganzen Breite zwischen Frühentwickler und Spätzünder, zwischen ausgesprochen ruhigem Kind und lebhaftem Energiebündel bewegen. Eine Unterstützung der Entwicklung durch Massage, Spiele, Bewegungsübungen und Schwimmen kann bei Säuglingen, die Veränderungen außerhalb dieses Rahmens aufweisen, nie eine erforderliche Therapie durch Fachkräfte ersetzen!

Zu Beginn hatten wir festgestellt, dass sich für uns durch die Weiterentwicklung der Sensorik und der Motorik die Möglichkeit ergibt, sehr früh auf das Kind einzuwirken, und zwar sowohl positiv als auch – zum Beispiel bei falschem Ehrgeiz – negativ. Deshalb ist es wichtig, die Gefahren nicht zu unterschätzen, die eine ständige Überforderung mit sich bringt. Wenn Sie Ihr Kind ständig zu Dingen zwingen, die einfach nicht dem Stand seiner Entwicklung und seiner Organreife entsprechen, ist es hoffnungslos überfordert. Sie erreichen eigentlich genau das Gegenteil dessen, was Sie beabsichtigen: Ihr Kind erntet Misserfolge, die seine Entwicklung eher hemmen als fördern. Sein Selbstwert – und sein Sicherheitsgefühl werden negativ beeinflusst.

Ein Beispiel aus dem Spielbereich: Ein Kind von 6–7 Monaten ist durchaus in der Lage, nach Bausteinen oder Würfeln zu greifen oder sie von der einen in die andere Hand zu nehmen. Es wäre aber überfordert, wenn es damit zum Beispiel einen Turm bauen sollte. An den Turmbau kann man die Kinder erst nach und nach heranführen, wohl wissend, dass die Türme dann zunächst einmal mit großer Freude umgeworfen werden, ehe – sehr viel später – das schwierige Aufeinandersetzen einzelner Steine möglich wird.

Auch wenn man versucht, Kinder über eine längere Zeit zur Konzentration zu zwingen, wird man Misserfolge ernten, weil sie in diesem Alter einfach noch nicht fähig sind, sich mit

einer ihnen durch uns aufge-
zwungenen Sache längerfristig
zu befassen.

Beobachten Sie Ihr Kind genau

Wichtig ist im Zusammenhang
mit allen in diesem Buch vorgestellten Bereichen, dass man
das Kind stets genau beobachtet, um Anzeichen von Ermü-
dung rechtzeitig feststellen und
dementsprechend die Beschäftigung abbrechen zu können.
Im Allgemeinen zeigen alle
Kinder Freude und Lernbereit-
schaft, wenn der jeweils erforderliche Reifungsprozess abge-
schlossen ist. Zu diesem Zeitpunkt ist es dann durchaus
sinnvoll, immer wieder spielerisch alle möglichen Übungen

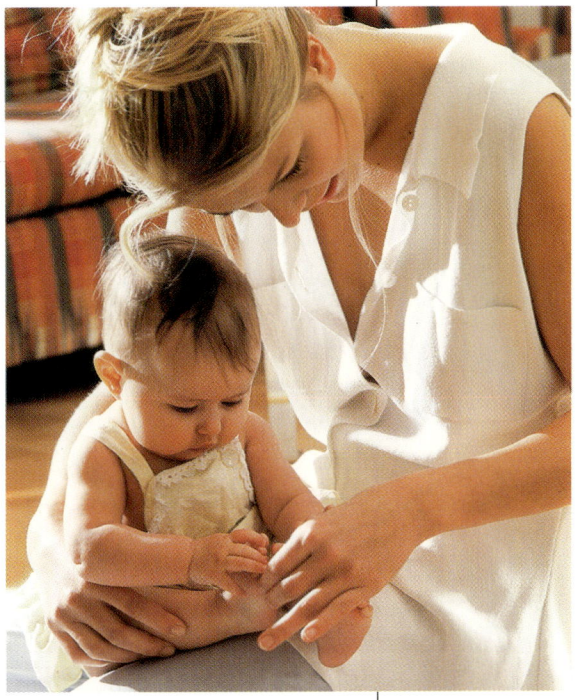

anzubieten um so dem Kind
Sicherheit zu geben und ihm
Erfolgserlebnisse zu vermitteln,
die für die weitere Entwicklung
wichtig sind.

**Meist merkt man
recht schnell, ob
ein Kind Freude
an einer Beschäf-
tigung hat.**

Zärtlichkeit, Zuwendung, Lob

Zärtlichkeit, Zuwendung, Lob – unter dieser Überschrift kann man all das zusammenfassen, was Ihr Baby außer Nahrung von der ersten Minute seines kleinen Lebens an am meisten benötigt. Hat man zum Beispiel früher ein Kind nach der Geburt so schnell wie möglich abgenabelt, gebadet, untersucht, gewickelt und dann in ein Bettchen verfrachtet, sorgt man heute, wenn keine Komplikationen auftreten, die eine umgehende medizinische Versorgung erforderlich machen, dafür, dass die ersten Minuten im Leben eines Kindes so ruhig und schonend wie möglich verlaufen. Man gibt den Eltern und dem Kind Zeit sich kennen zu lernen. Auf dem Bauch der Mutter, im Hautkontakt mit ihr, hat das Baby zunächst die Möglichkeit nach dem Stress der Geburtsphase ins Gleichgewicht zu finden. Schützende Hände legen sich auf den kleinen Körper und die Wärme der Haut, der Herzschlag der Mutter, der dem Baby ja noch bekannt ist, und die Berührungsreize, die durch die Hände vermittelt werden, geben dem Kind schnell ein Gefühl der Geborgenheit und des Angenommenseins.

Die Sinne Ihres Kindes bekommen von nun an ständig Anregung. Das brauchen sie um sich positiv entwickeln zu können. Ihr Kind ist von Beginn an aufnahmefähig. Machen Sie sich deshalb bewusst, dass die Lernphase eines Babys eben nicht erst dann beginnt, wenn es ausgeprägte Wachphasen hat, und dass Berührung, Schmusen, Zärtlichkeit, Körperkontakt, Saugen an der Brust und der dabei wahrgenommene Geruch ungeheuer wichtige Signale sind, die über die Haut (Hände, Lippen, Mund) aufgenommen und im Gehirn Ihres Kindes verarbeitet und gespeichert werden. Ein Lernprozess hat begonnen, den man positiv unterstützend fördern kann. Wenn Sie nun in den folgenden Monaten Ihrem Baby bei seinen Bemühungen

Erfahrungen zu sammeln, helfen werden, vergessen Sie bitte nicht, dass auf diesem Weg auch Misserfolge auf Ihr Kind zukommen können und es dann um so mehr auf Ihre Motivation und Ihr Lob angewiesen ist um diese Hürde zu überwinden.

Entwicklungsphasen von der Geburt bis zum 12. Lebensmonat

1. Monat

Im 1. Monat überwiegt bei Ihrem Kind noch die Beugehaltung, die es im Mutterleib eingenommen hat. Arme und Beine sind angewinkelt, die Hände schließen sich zu Fäusten. Das Köpfchen wird zur Seite gedreht, wobei das Kind häufig eine Seite bevorzugt. In Bauchlage ist das Baby fähig das Köpfchen für kurze Zeit anzuheben um es zur Seite zu drehen; damit ist eine ungehinderte Atmung möglich. Wenn Sie Ihre Hände gegen die Füße des Kindes halten, kommt es zu geringen Kriechbewegungen. Berühren Sie mit Ihrem Daumen die Handfläche Ihres Kindes, schließen sich seine Finger fest zur Faust (Klammerreflex).

Durch den noch sehr schwach ausgeprägten Muskeltonus kann der Kopf noch nach hinten hängen und wird nur mühsam mitgenommen, wenn man das Baby aus der Rückenlage heraus vorsichtig hochzuziehen versucht. Die Arme bleiben angewinkelt. Unter den Armen gestützt und auf eine feste Unterlage gestellt, nimmt das Baby für ganz kurze Zeit eine Streckhaltung ein und führt eine Schreitbewegung aus.

Gegenstände, die Sie Ihrem Kleinen im Abstand von 30 bis 40 Zentimetern ins Blickfeld bringen, kann es für kurze Zeit mit seinen Augen fixieren. Seine Augen können einer Bewegung dieser Gegenstände bis zur Mittellinie seines Gesichtes folgen, die aber noch nicht überschritten werden kann. Dabei dreht es dann das Köpfchen zur Seitenlage zurück, während die Augen dagegen diese Bewegung nicht so schnell nachvollziehen können; man spricht in diesem Fall vom Puppenaugenphänomen. Das Baby dreht den Kopf häufig in Richtung des Lichteinfalls (Fenster, Tür). Extreme Lichteinwirkung wird unwillig abgelehnt. Laute Geräusche können unterschiedliche Reaktionen Ihres Kindes hervorrufen: Es kann heftig erschrecken (Auslösung des Moro-Reflexes möglich – der Moro-Reflex ist ein frühkindlicher Reflex. Bei plötzlicher Erschütterung der Unterlage oder bei Zurückfallenlassen des Kopfes streckt das Kind die Arme nach oben und spreizt dabei gleichzeitig die Finger.), schreien, die Stirn runzeln oder aber aus einer Bewegung heraus sich plötzlich ganz ruhig verhalten.

Der Saugreflex ist bereits bei der Geburt gut ausgebildet. Das Baby sucht die Nahrungs-quelle und findet an der Brust neben der wichtigen Nahrung Geborgenheit, Sicherheit und Wärme.

Die sprachliche Entwicklung ist noch begrenzt auf wenige Kehlkopf- und schnorchelnde Laute sowie ausgeprägtes Schreien, wenn das Baby Hunger hat oder sich nicht wohl fühlt. Es beruhigt sich in den meisten Fällen sofort, wenn es hochgenommen und getröstet wird. Ein erstes zufälliges, reflexartiges, noch nicht zielgerichtetes Lächeln tritt auf.

2. Monat

Die ausschließliche Beugehaltung des 1. Monats wird durch eine teilweise Streckung – besonders aus der Bauchlage heraus – unterbrochen. Das Kind stützt sich mit den Unterarmen ab, streckt den Brustkorb und hebt den Kopf, der noch leicht schwankt, für kurze Zeit ab. Die Arme liegen weiterhin angewinkelt neben dem Körper, wobei die Händchen zum Teil schon leicht geöffnet sind. Wenn Sie versuchen, Ihr Baby aus der Rückenlage heraus zum Sitzen hochzuziehen, bleiben die Arme leicht gebeugt und der Kopf kann bereits wesentlich besser mitgenommen werden. Das Kind versucht die noch schwankende Bewegung zu stabilisieren und auszugleichen. Insgesamt ist eine Verbesserung der Gleichgewichtsreaktionen festzustellen.

Gegenstände und Gesichter werden intensiver betrachtet und mit den Augen bis zur Mittellinie verfolgt, wobei der Kopf diese Bewegung mitvollzieht.

Überwiegend sind die Hände noch zu Fäusten geschlossen. Berührt man die Hand mit einem Spielzeug, öffnet sie sich und der Gegenstand wird umklammert.

Auf Geräusche reagiert das Baby in den meisten Fällen mit Einstellung seiner Aktivitäten und eventuell sogar mit Hinwendung zur Geräuschquelle. Die sprachliche Entwicklung wird durch vokale Laute erweitert und das Schreien zeigt schon Nuancen.

Zunehmend werden Personen, die in seinem Blickfeld erscheinen und sich ihm zuwenden, mit freundlichem Lächeln bedacht. Das Baby freut sich über vertraute Stimmen und benötigt unbedingt Kontakt zu seiner Umwelt.

3. Monat

Die Beugehaltung ist nicht mehr so dominierend. In Rückenlage liegt Ihr Kind jetzt teilweise mit gestreckten Beinen. Es kann sich von dieser Lage aus nach rechts und nach links auf die Seite drehen und der Kopf kann in Mittellage gehalten werden. Dabei werden nun auch die Hände angehoben, zur Mitte geführt und ausgiebig betrachtet um anschließend in den Mund zu wandern. Immer häufiger sind die Händchen nun locker geöffnet. In Bauchlage stützt sich das Kind auf seine Unterarme, streckt den Brustkorb und hebt den Kopf recht gut ab.

Wenn Sie Ihr Kind zum Sitz hochziehen, versucht es selbst diese Bewegung zu unterstützen und nimmt auch den Kopf schon recht gut mit. Auch bei anderen Lageänderungen sind die Gleichgewichtsreaktionen stabiler geworden.

Spielzeug, das dem Kind in die Hand gegeben wird, hält es fest, bewegt und betrachtet es. Gezielt loslassen kann es diesen Gegenstand noch nicht. Es intensiviert das Spiel mit seinen Fingern und steckt sie nun auch einzeln in den Mund. Mit den Händen betastet es seinen Körper und zupft an seiner Kleidung.

Die Augen fixieren Gegenstände im Blickfeld über eine längere Zeit und folgen diesen über eine Entfernung von 180°, wobei der Kopf über die ganze Ebene gut mitgenommen wird. Der Kontakt zur Umwelt wird immer intensiver. Personen, die sich im Raum bewegen, werden mit lebhaft blickenden Augen verfolgt. Die Beziehung zu den direkten Bezugspersonen wird immer enger. Ab und zu wendet das Baby sich bereits Geräuschquellen zu. In diesem Alter beginnt Ihr Kind laut zu lachen und übt unterschiedliche Laute, die sich aus Vokalen und Konsonanten zusammensetzen, wie ga, egu, grr, erre.

4. Monat

Die Beugehaltung wird zunehmend von der Streckung abgelöst. In Rückenlage dreht sich Ihr Baby nach beiden Seiten. Der Kopf kann in Mittelstellung liegen. Ihr Kleines spielt in dieser Position gern mit seinen Händen oder einem Gegenstand. Es beginnt nun alle Dinge mit dem Mund zu erkunden.

In Bauchlage wird der Kopf gut abgehoben und das Baby stützt sich stabil ab. Die Hände sind sowohl in Rücken- als auch in Bauchlage häufig geöffnet.

Das Kind lässt sich jetzt gut zum Sitz hochziehen und hält den Kopf stabil. Dabei versucht es oft sich gleich zum Stand hochzudrücken. Die Gleichgewichtsreaktionen bei Lageänderungen haben sich weiter verbessert.

Gegenstände werden interessiert fixiert und das Kind versucht sie zu ergreifen. Wenn es gelingt, werden die Dinge von allen Seiten betrachtet, bewegt und oftmals in den Mund gesteckt.

Geräusche lassen das Baby aufmerksam werden, es wendet sich der Geräuschquelle zu. Zunehmend bildet es unterschiedliche Laute und gibt mit Vergnügen die verschiedensten Töne von sich. Es braucht viel Zuwendung und Ansprache, denn nur im Wechsel von Hören und Sprechen kann es seine Sprache entwickeln.

Ihr Kleines zeigt immer mehr Interesse an seiner Umwelt und benötigt dabei die Zuwendung der Eltern. Es möchte in das Familienleben integriert werden.

5. Monat

Die Streckhaltung dominiert nun. In Rückenlage dreht sich Ihr Kind auf beide Seiten und teilweise auf den Bauch. Es hebt den Kopf von der Rückenlage aus an um Dinge in seiner Umgebung besser sehen zu können, spielt mit seinen Händen und zunehmend auch mit seinen Füßen. Es stemmt die Füße auf die Unterlage und hebt das Gesäß leicht ab, als ob es eine „Brücke" machen wollte.

In Bauchlage stützt es sich sicher ab. Durch die Streckung von Armen und Beinen kommt es zu Bewegungen, die an Schwimmhaltungen erinnern. Das Baby kann sein Gewicht nun seitlich so verlagern, dass es das Gleichgewicht verliert und auf den Rücken rollt. Gehäuft sind jetzt zielgerichtete Bewegungen feststellbar. Das Kleine lässt sich gern in den Sitz hochziehen und hilft dabei selbst gut mit. Der Muskeltonus ist wesentlich ausgeprägter und erlaubt, dass der Kopf gut angehoben wird. Er kann dabei stabil zur Seite gedreht werden ohne zu wackeln. Im Sitz fehlt noch die Stabilität. Die Gleichgewichtsreaktionen bei jeder Lageveränderung sind wesentlich verbessert. Das Baby beginnt sich konzentrierter mit Spielzeug zu beschäftigen, wechselt es von einer Hand in die andere, wobei es mit der ganzen Hand und dem abgestreckten Daumen zugreift um es dann in den Mund zu stecken. Wenn Sie Ihr Kleines auf dem Schoß haben, schaut es einem Gegenstand, den Sie fallen lassen, hinterher. Jetzt beginnt das Alter der „Selbstunterhalter". Ihr Baby erzählt viel, bildet Lautverbindungen aus Konsonanten und Vokalen, wie zum Beispiel agagga, dada usw., und freut sich über die neue Fertigkeit. Der kleine Mund steht nun den ganzen Tag nicht still. Geräuschquellen werden immer besser und zielgerichteter geortet.

Im Kontakt mit seiner Umwelt ist das Kind aufgeschlossen und freundlich, es weint wenig und beginnt ein Familienzugehörigkeitsgefühl zu entwickeln.

6. Monat

Das Kind hebt jetzt in Rückenlage den Kopf gut ab, spielt intensiv mit Händen und Beinen

19

und dreht sich immer häufiger in die nun wesentlich stärker bevorzugte Bauchlage, weil es in dieser Position sein Umfeld viel besser überblicken und Spielzeug erheblich leichter ergreifen kann.

Zum Sitz gebracht, bleibt es für kurze Zeit in dieser Position, ist aber noch nicht stabil genug für längeres Sitzen.

Wenn Sie das Kind zum Stand hochziehen, kann es seine Füße schon teilweise mit seinem Körpergewicht belasten. Die Knie werden dabei abwechselnd gebeugt und gestreckt. Ihr Baby wippt auf und nieder. Gegenstände werden jetzt oft mit beiden Händen gleichzeitig aufgenommen, wobei bereits teilweise der Pinzettengriff (das Kind benutzt nicht mehr die ganze Hand, sondern ergreift kleine Gegenstände mit dem Daumen und dem Zeigefinger) eingesetzt wird. Es reagiert bereits auf grobe Materialunterschiede und drückt Ablehnung oder Zustimmung aus.

Ein Lieblingsspiel, auf das Ihr Kind mit lautem Jauchzen reagiert, ist das Versteckspiel. Die Lautbildung wird erweitert und das Kind plappert immerzu vor sich hin.

Das Zugehörigkeitsgefühl zur Familie erfährt eine weitere Intensivierung. Familienmitglieder werden freudig begrüßt und können das Kind, wenn es weint, durch Aufnehmen und Zuspruch gut beruhigen. Fremden gegenüber ist das Kleine jetzt zurückhaltender. Es lässt sich nicht mehr von jedem Außenstehenden auf den Arm nehmen; zum Teil reagiert es bereits regelrecht ablehnend. Zunehmend begeistert es sich für sein Spiegelbild, möchte es „begreifen" und ahmt Mimik nach.

7. Monat

Die Rückenlage wird nur noch selten eingenommen. Ihr Baby bevorzugt die Bauchlage und

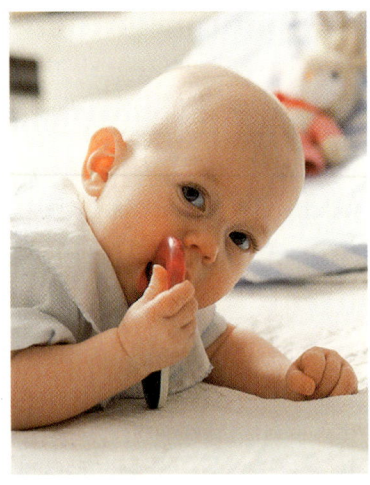

In der Bauchlage kann Ihr Baby jetzt schon gut nach einem Spielzeug greifen.

gibt Ihnen immer deutlicher zu verstehen, dass es hochgenommen werden möchte, indem es Ihnen seine Ärmchen zustreckt. In Bauchlage stützt es sich gut ab; es hebt den Brustkorb und den Kopf weit ab. Es stützt sich auf ein Ärmchen um das andere nach vorn zu strecken und beispielsweise ein Spielzeug zu ergreifen. Teilweise zieht es die Beine unter den Bauch – eine erste Form des Aufrichtens in den Vierfüßlerstand. Wenn es Gegenstände sieht, die in einiger Entfernung stehen, versucht es sie zu erreichen, wobei es sich bei seinen Bemühungen vorwärts zu robben oder zu krabbeln zunächst immer wieder zurückdrückt. Das frustrierte Kleine reagiert jetzt häufig mit lauten Missfallenskundgebungen.

Zum Sitz hochgezogen, stützt es sich mit seinen Armen nach vorn recht gut ab. Dabei wird der Rücken rund gemacht und die Position ist noch nicht ganz stabil. Wenn Sie Ihr Kind im Stand unter der Achsel halten, federt es mit Begeisterung auf und nieder.

Die Gleichgewichtsreaktion hat sich weiter stabilisiert, das Baby gleicht Lageänderungen gut aus.

Im Spiel wird es konzentrierter, lernt durch Tasten und Berühren unterschiedliche Materialien kennen und reagiert positiv oder negativ darauf. Seine Bewegungen werden koordinierter und differenzierter. Gegenstände werden mit beiden Händen gleichzeitig ergriffen und aneinander geklopft und gerieben. Sie werden nun willentlich fallen gelassen, damit das Kind andere Dinge aufnehmen kann.

Die sprachliche Entwicklung wird weiter ausgebaut; es tauchen Doppelsilben wie mama, dada, baba auf, die dann, wie alle anderen Geräusche, die Ihr Baby produziert, ständig wiederholt werden. Es setzt seine Stimme jetzt zunehmend auch fordernd ein um Bezugspersonen herbeizurufen. Geräuschquellen identifiziert Ihr Kleines gut und wendet sich ihnen zu. Unter Umständen versucht es auch bereits sie zu erreichen. Laute und Geräusche werden imitiert. Ihr Kind nimmt jetzt einen Zwieback, einen Keks oder ein Stück Brot in die Hand, isst und beginnt aus der Tasse zu trinken.

Fremden Personen gegenüber ist das Baby zurückhaltend,

während Bekannte und Familienangehörige freudig begrüßt werden. Den ganzen Tag über ist es damit beschäftigt Kontakt aufzunehmen und seine Umwelt zu entdecken.

8. Monat

Das Kind bevorzugt nun die Bauchlage, in der es sich gut und sicher mit den geöffneten Händen abstützt. Aus dieser Position heraus ist es in der Lage zu robben und zu krabbeln und kann auf diese Art Dinge, die sich außerhalb seiner Reichweite befinden, erreichen. Über die Seitenlage setzt es sich dann auf und spielt mit dem entsprechenden Gegenstand. Der Rücken ist im Sitz gerade, die Beine sind entweder beide gestreckt oder das Kind winkelt ein Beinchen an, während es das andere ausstreckt. Es verfügt über eine gute Rumpfkontrolle. Die Gleichgewichtsreaktionen sind stabil. Gegenstände werden sicher ergriffen, zum Teil nimmt Ihr Kleines zwei kleinere Gegenstände auf einmal in die Hand. Es wirft Spielzeug weg und fordert durch Gestik und Mimik auf, dass es ihm wieder gereicht wird.

Auf Aufforderung, zum Beispiel „Zeig, wie groß du bist!" oder „Mach winke, winke!", reagiert es mit den entsprechenden Bewegungen. Die Feinmotorik ist jetzt schon wesentlich besser ausgebildet und so werden kleinere Gegenstände regelmäßig im Pinzettengriff aufgenommen.

Die Sprache wird weiter durch Doppelsilben bestimmt, Ihr Kind trainiert ständig.

Das Kleine trinkt nun gut aus der Tasse und isst problemlos vom Löffel. Häufig werden Speisen bevorzugt, die die Familienmitglieder auch zu sich nehmen. Dies ist in kleinen Mengen durchaus möglich, wenn sie nicht zu stark gewürzt und/oder zu fett sind.

Der Sozialisierungsprozess innerhalb der Familie ist fortgeschritten. Das Kind macht auf sich als Persönlichkeit aufmerksam, versucht in verschiedenen Situationen seinen Kopf durchzusetzen, und beginnt auf deutlich ausgedrücktes „nein" zu reagieren, obwohl es dann doch versucht das Verbot zu umgehen. Fremden gegenüber verhält es sich zum Teil sehr zurückhaltend, ablehnend und klammert sich dabei an die Mutter: es „fremdelt".

9. Monat

Das Kind nimmt vorwiegend die sitzende Position ein, in der es sicher und bei Gleichgewichtsverlust mit guten Gegenbewegungen reagiert, oder es bewegt sich robbend oder krabbelnd vorwärts. Es fängt an sich selbst an Gegenständen hochzuziehen, steht dann bereits verhältnismäßig fest und beginnt an den entsprechenden Gegenständen seitlich entlangzulaufen. Spielsachen, die das Kind jetzt sehr zielsicher ergreift, werden genau betrachtet und betastet. Es krabbelt nun durch den ganzen Raum und untersucht alle Dinge, die es interessant findet.

Körpererfahrungs- und Fingerspiele werden freudig begrüßt und eifrig nachgeahmt. Besonders beliebt und interessant sind akustische Reize, wie sie zum Beispiel vom Telefon, der Haustürklingel, dem Ticken eines Weckers oder dem Signal eines beliebigen Haushaltsgerätes ausgehen.

Bilderbücher werden angeschaut und das Kind beginnt mit dem Finger auf Dinge zu zeigen, die es interessieren. Kleinere Gegenstände werden zum Teil in Gefäße gesteckt, die Ihr Sprössling anschließend wieder ausschüttet. Dabei verwendet Ihr Kind den Kneifzangengriff (das Kind greift kleinere Gegenstände zwischen Daumen und gekrümmtem Zeigefinger).

Das Kleine plappert ständig vor sich hin, wobei sich Doppelsilben immer wiederholen. Es beginnt jetzt die Lautstärke differenzierter einzusetzen, kann auch flüstern und mit Zungenspitze und Spucke Geräusche hervorrufen.

In der Familie versucht es seine Wünsche mit Nachdruck durchzusetzen. In der ständigen Auseinandersetzung mit seiner Umwelt ist es auf Ihre Hilfestellung angewiesen und dankbar dafür. Für die Bezugspersonen bedeutet diese Phase erhöhte Aufmerksamkeit, da das Kind noch keinerlei Gefahren abschätzen kann.

Fremden gegenüber kann es zu entschiedener Ablehnung kommen, das Kind verweigert sich regelrecht, schreit und nimmt nur Kontakte zu Personen auf, die ihm angenehm sind.

Es trinkt jetzt gut aus der Tasse und möchte sie auch schon selbst halten. Vom Löffel zu essen bereitet ebenfalls keine Schwierigkeiten mehr – immer häufiger möchte das Kleine den Löffel selbst mit festhalten.

10. Monat

Mit zunehmender Mobilität bleibt das Kind höchstens zum Schlafen auf dem Rücken liegen. Über die Bauch- oder Seitenlage richtet es sich zum Sitz oder zum Stand auf. Es sitzt ganz stabil und kann sich nach allen Seiten gut abstützen. Wenn es sich an Möbeln hochgezogen hat, steht es schon recht fest und bewegt sich sicher seitlich daran entlang. Es spielt immer konzentrierter und koordinierter. Das Spiel, Gegenstände in ein Behältnis zu legen und es wieder auszuleeren, wird erweitert. Immer besser lernt das Kind unterschiedliche Materialbeschaffenheiten zu erkennen.

Es liebt Versteckspiele und versucht sich selbst zum Beispiel hinter einem Tuch zu verstecken um es dann selbst wegzuziehen. Auf wiederholte Aufforderungen, zum Beispiel „Bitte, gib mir …" oder „Da, dies ist für dich. Schenkst du mir das andere?", reagiert das Kind.

Lob und Anerkennung sind für seine Lernphasen und die emotionale Sicherheit ungeheuer wichtig. Es kann Lob und Tadel sehr gut differenzieren, reagiert auf Lob freudig. Den Konsequenzen des Tadels versucht es sich möglichst zu entziehen.

Freundlich und aufgeschlossen verhält es sich Personen gegenüber, die es mag; Kontakte zu Menschen, die ihm unsympathisch sind, lehnt es konsequent ab.

11. Monat

Wenn man das Kind im Stand an den Händen hält, beginnt es noch recht unsicher einige Schritte vorwärts zu laufen. Es bewegt sich überwiegend krabbelnd – dies mit enormer Geschwindigkeit und Ausdauer – und kann nun alle Winkel und Ecken im Raum erreichen, die es gern erobern möchte. Da es sich für die meisten Gegenstände, die es auf diesem Wege findet, interessiert, ist bei den Eltern erhöhte Aufmerksamkeit geboten.

Voller Begeisterung spielt es mit Gegenständen, die laute Geräusche hervorbringen (Topf, Deckel usw.).

Wenn es an den Möbeln entlangläuft, hält es sich oft mit einer Hand fest um mit der anderen einen interessanten Gegenstand aufzuheben. Wenn jemand im Raum flüstert, dreht das Kind seinen Kopf in diese Richtung.

Es reagiert auf Schimpfen und Lob und versteht Wortbedeutungen. Verschiedene Silben werden sinnbezogen eingesetzt und immer wiederholt: Wauwau, Mama, Papa.

Die Beziehung zu den Eltern wird immer ausgeprägter und enger. Das Kind sucht Schutz und Zuwendung und möchte gern schmusen.

12. Monat

Das Kind läuft, wenn Sie ihm Ihre Hände reichen, schon recht sicher und bewegt sich so auch an den Möbeln und an der Wand entlang, lässt sich zum Spiel aber dann auf den Po oder in den Vierfüßlerstand nieder.

Es spielt konzentriert und geschickt, stapelt Gefäße ineinander, zieht Spielzeug zu sich heran oder schiebt es vor sich her, nimmt kleinste Dinge (zum Beispiel eine Rosine oder eine kleine Kugel) mit Daumen und Zeigefinger sicher auf, liebt es weiterhin, laute Geräusche zu produzieren, ahmt Mimik im Spiegel nach und zeigt gezielt auf verschiedene Gegenstände und Körperteile. Es beginnt jetzt Spielsachen weiterzureichen; auch kann es sich schon recht gut allein beschäftigen. Erste Versuche einen Turm zu bauen werden unternommen, scheitern aber in dieser Zeit noch.

Das Kind plappert viel, wobei meist nur einige Silben als Wort verständlich auftauchen. Es beginnt zunehmend Lieder nachzusingen und freut sich über die Tonfolge.

Meist reagiert es auf seinen Namen und setzt nun auch „Mama" und „Papa" zielgerichtet ein.

Es trinkt aus der Tasse und möchte gern selbst mit dem Löffel essen. Gern spielt es mit anderen und hat Spaß an allem Neuen und Unbekannten.

Auf Lob reagiert es stolz und wiederholt die Aktion, die zum Lob geführt hat.

Seine innige Zuneigung zu den Eltern macht es immer wieder durch verschiedene Gesten deutlich.

Babymassage

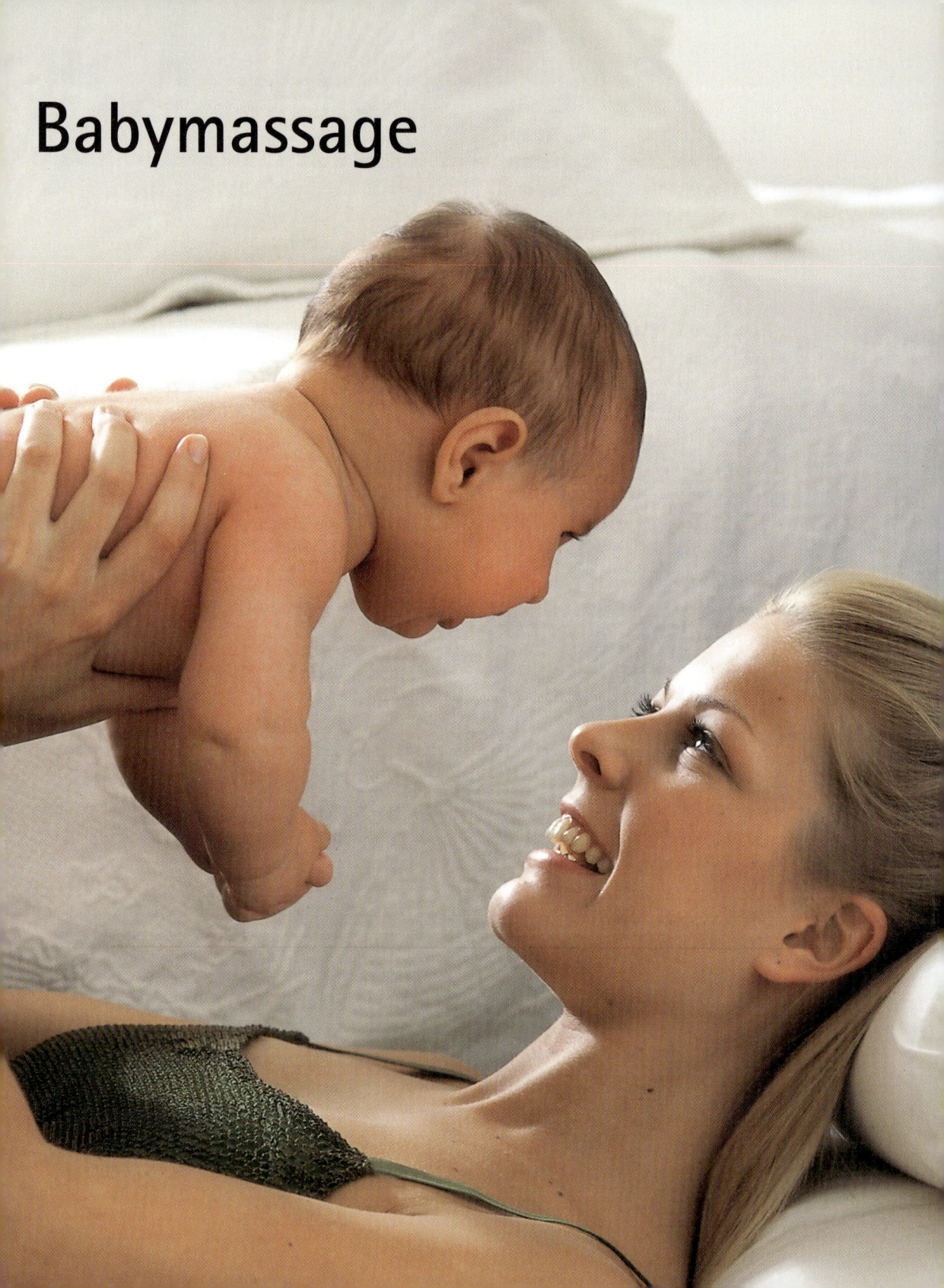

Streicheleinheiten für Körper und Seele

Nach neun langen Monaten, in denen Sie gehofft, gebangt und voller Sehnsucht gewartet haben, in denen sie sich Fragen gestellt haben, die zu dieser Zeit noch nicht mit Sicherheit beantwortet werden konnten (Wird mein Kind gesund sein? Werden wir beide die Geburt ohne größere körperliche und seelische Blessuren gut überstehen? Wie wird mein Kind aussehen? Werde ich der Aufgabe, die auf mich zukommt, gewachsen sein?), nach dieser Zeit liegt Ihr Baby nun endlich vor Ihnen – unendlich zart, hilflos, voll auf Liebe, Zuwendung und Geborgenheit angewiesen um leben zu können. Der kleine Körper hungert nach sanfter Berührung – sei es nun körperliche Berührung oder eine „Berührung" durch Stimmen oder Musik –, nach Wärme und nach Geborgenheit.

Geborgenheit im Bauch der Mutter

In den vergangenen Monaten war Ihr Baby umgeben von einer schützenden Hülle, in der es sich geborgen fühlen konnte. Sanft, wie in einer Hängematte, wurde es durch den Atemrhythmus der Mutter hin- und hergewiegt, schwebte im Fruchtwasser, berührte die weichen Grenzen seiner Umhüllung, was ein Gefühl der Sicherheit vermittelte, spürte den Herzschlag der Mutter, dieses regelmäßige Klopfen, und war vertraut mit den unterschiedlichen Geräuschen, die da noch vorhanden waren – dem pulsierenden Rauschen des Blutes, den Darmgeräuschen, dem Klang der Stimme der Mutter und den gedämpfteren Stimmen, die durch die Bauchwand zu ihm drangen. Es erlebte unterschiedliche Stimmungen seiner Mutter, reagierte ruhig und gelassen oder auch aufgeregt und abwehrend.

Gesang und Musik

Sicher haben Sie während der Zeit der Schwangerschaft bemerkt, dass Ihr Baby auf Musik unterschiedlich geantwortet hat. In Untersuchungen wurde festgestellt, dass zum Beispiel Musik von Vivaldi und Mozart oder bestimmte meditative Melodien einen ungeheuer beruhigenden Einfluss auf das Ungeborene haben, während verschiedene andere Werke (zum Beispiel bestimmte Orgelwerke von Bach, Symphonien von Beethoven, Klaviermusik von Ravel) oder laute Rock- und Popmusik das Baby unter Umständen revoltieren lassen. In bestimmten Fällen sahen sich die werdenden Mütter sogar gezwungen, ein Konzert zu verlassen, weil, wie sie berichteten, die Kinder „tobten". Tests, die in den USA durchgeführt wurden, haben erstaunliche Ergebnisse geliefert: in den letzten drei Monaten der Schwangerschaft hatten Mütter ihren ungeborenen Kindern täglich ganz bestimmte Kinder- und Schlaflieder vorgesungen oder Kinderreime gesprochen. Mit genau diesen Liedern und Reimen ließen sich die Babys nach der Geburt leichter beruhigen als mit ihnen noch fremden und sie machten ihren Müttern sehr bald begreiflich, welche Lieder sie hören wollten (durch freudigen Gesichtsausdruck, allgemeine Entspannung, Beruhigung, wenn sie gerade geweint hatten, ehe ihr „Lieblingslied" erklang).

Die Stimme von Mutter und Vater

In einem anderen Fall war eine intensive verbale Kontaktaufnahme während der Schwangerschaft sowohl durch die Mutter als auch durch den Vater vorausgegangen. Nach der Geburt koppelte man ein Tonband, auf dem die Stimme der Mutter, die des Vaters und völlig fremde Stimmen zu hören waren, mit einem Sauger, der so präpariert war, dass eine ganz bestimmte Saugbewegung entweder die Stimme der Mutter, die des Vaters oder die der fremden Personen ertönen ließ. In kürzester Zeit hatten die Kinder entdeckt, dass sie – abhängig von ihren Saugbewegungen – die Stimme hören konnten, die sie bevorzugten –

das war in erster Linie die Stimme der Mutter und dann die des Vaters. Die fremden Stimmen wurden abgelehnt. Offensichtlich erinnerten sich diese Kinder also an die Stimme der Mutter, die sie ja aus nächster Nähe erlebt hatten und die des Vaters, die durch die Bauchdecke hindurch zu ihnen gedrungen war.

Haut und Muskulatur

Wurde die Haut des Babys mit zunehmendem Wachstum schon im Mutterleib sanft oder auch kräftiger stimuliert, wenn das Kind mit seinem Rücken, seinen Ärmchen und Beinchen an die Wandung der Gebärmutter gedrückt wurde, so setzt sich dies in verstärktem Maße während der anstrengenden, durch rhythmisches Drücken und Schieben gekennzeichneten Phase der Geburt fort. Nicht nur die Haut wird bei der anstrengenden Geburtsarbeit massiert, sondern auch die Muskulatur und die inneren Organe. Um den Übergang von dem Wärme, Geborgenheit und Schutz bietenden Mutterleib in die Welt so schonend wie möglich zu gestalten, ist es wichtig, dem Kind, wenn keine medizinische Notwendigkeit den Einsatz einer umgehenden therapeutischen Maßnahme erforderlich macht, eine sanfte Landung zu ermöglichen.

Entspannte und angenehme Atmosphäre

So ist es heute in den meisten Kliniken selbstverständlich, dass Mutter und Kind während der Geburt nicht lauten, störenden Geräuschen und grellem Licht ausgesetzt sind, sondern dass die Atmosphäre so entspannt und angenehm wie möglich ist. Sanfte Landung bedeutet aber nicht, wie oft gemeint wird, dass notwendige medizinische Überwachung entfällt. Beispielsweise signalisiert das CTG-Gerät (CTG = Kardiotokographie: Aufzeichnung der Herztöne des Ungeborenen und der Wehentätigkeit) das zur Intervallüberwachung oder in besonderen Fällen (wenn zum Beispiel bereits während der

29

Schwangerschaft oder zu Geburtsbeginn Komplikationen auftraten) auch zur Dauerüberwachung angelegt wird, bestimmte Stress- oder Gefahrenmomente. Es können dann umgehend die nötigen Maßnahmen eingeleitet werden, die dem Kind unter Umständen schwerste Schädigungen ersparen oder sogar lebensrettend sein können.

Zur Entspannung während der Geburt kann zum Beispiel auch Musik beitragen. Wenn Sie schon während der Vorbereitungskurse gespürt haben, dass Musik Ihnen hilft, besser loslassen zu können, konzentrierter zu entspannen, können Sie diese Erfahrung auch im Kreißsaal nutzen. Man wird Ihnen vonseiten der Klinik sicher entgegenkommen, wenn Sie Ihren Walkman oder Ihren Kassettenrekorder von zu Hause mitbringen möchten.

Schenken Sie dann Ihrem Baby Geborgenheit und Sicherheit, indem Sie es nach der Geburt, wenn es auf Ihrem Bauch liegt, schützend mit Ihren Händen umfangen und so zur Ruhe kommen lassen. Lassen Sie es erst einmal sein Gleichgewicht finden, während es den vertrauten Herzschlag wieder hört, Ihren Geruch in sich aufnimmt, Wärme empfindet und entspannen kann. Wenn Ihr Baby derart in dieser Welt empfangen wirfd, gibt ihm das Sicherheit. Mit dem Mund sucht und findet es die Brust und stimuliert durch den Saugvorgang mütterliche Hormone – das für die Milchbildung wichtige Prolaktin und das Oxytozin, das die Gebärmutter veranlasst, sich zusammenzuziehen und die Plazenta (den Mutterkuchen) auszustoßen. Oxytozin trägt insgesamt zu einer beschleunigten Rückbildung bei. Diese ersten Momente der Begegnung sind also nicht nur aus Gründen des zu begrüßenden „Bonding" (von dem englischen Wort bond = Band) von Wichtigkeit für Mutter und Kind.

Der innere Kontakt

Für die Vertiefung der Beziehung zu Ihrem Kind, das intensive Kennenlernen und die Möglichkeit auf Körpersignale reagieren zu können, ist es wichtig, dass der innige Kontakt auch im Anschluss, während Ihres weiteren Krankenhausaufenthaltes, durch das Angebot des Rooming-in (das Kind ist im Zimmer der Mutter untergebracht und kann jederzeit von ihr betreut werden) möglich ist.

Doch auch wenn die ersten Minuten der vertieften Kontaktaufnahme nicht so harmonisch verlaufen können, weil aus medizinischer Sicht dringende Maßnahmen für Mutter und/oder Kind erforderlich sind (Kaiserschnitt, Beheben von Atemdepressionen oder allgemeiner Anpassungsschwierigkeiten des Kindes etc.), kann man mit verstärkter Zuwendung zum frühestmöglichen Zeitpunkt diese Bindung nachvollziehen. Behutsames Streicheln als erste Form der Babymassage ist zum Beispiel auch schon im Inkubator möglich und kann natürlich von *beiden* Elternteilen ausgeführt werden.

Babymassage

Überhaupt stellt die Babymassage eine ideale Möglichkeit zur Aufnahme des Körperkontaktes, zum Entstehen einer vertieften Beziehung auch zwischen Vater und Kind dar. Heute geht man immer mehr dazu über auch Frühgeborenen regelmäßigen Hautkontakt zu den Eltern zu ermöglichen, indem sie täglich für kürzere Zeit aus dem Inkubator genommen und an die Brust der Mutter oder in den Arm des Vaters gelegt werden. In vielen Kliniken ist dies, wenn es der Zustand des Kindes erlaubt, sogar ausdrücklich erwünscht, weil sich diese Kinder eindeutig besser entwickeln. Wenn man sich der Bedeutung dieser Berührungs- und Streichelkontakte bewusst ist, kann man auch in derartigen Situationen durch besondere Intensivierung des Körperkontaktes eine starke Bindung aufbauen und sowohl die körperliche als auch die geistige Entwicklung des Kindes positiv beeinflussen.

Durch Berührung der Haut werden Reize gesetzt, die über Nervenbahnen das Gehirn erreichen und es stimulieren. Babymassage verstärkt zudem die Bindung zwischen Eltern und Kind, sie harmonisiert und beruhigt.

Was ist Babymassage?

Früher war Babymassage weit verbreitet

Erst in den letzten Jahren ist die Babymassage in Deutschland mehr und mehr in das Licht der Öffentlichkeit gerückt. Wir verdanken dies zu einem großen Teil Frédérick Leboyer, der mit seinem Buch „Sanfte Hände" in hervorragender Weise auf die uralte indische Tradition der Babymassage aufmerksam gemacht hat. Die entsprechenden Kenntnisse werden in Indien heute noch von der Mutter an die Tochter weitergegeben. Aber auch anderswo (in Schweden, Polen, Russland, Südamerika, Kanada, Afrika usw.) war es früher üblich, dass Babys sanft massiert wurden.

Dass die Babymassage in unserer westlichen Welt zunehmend in Vergessenheit geraten ist, haben wir sicher unserer durch Stress und Hektik geprägten Zivilisation zu verdanken, die eigentlich wenig Raum für intensive zwischenmensch-

liche Kontakte lässt. Ein Kind liebevoll berühren, es hin- und herwiegen, ihm den so wichtigen Körperkontakt geben, das alles sind ja bereits Vorstufen der Babymassage. Dass man daraus eine sanfte Massage für den ganzen kleinen Körper entwickeln und mit ihrer Hilfe positiv auf die körperliche und geistige Entwicklung des Kindes einwirken kann, ist eine wunderbare Möglichkeit, die immer mehr Eltern nutzen.

Babymassage ist keine medizinische Massage

Wenn von Babymassage die Rede ist, wird oft die Frage gestellt, ob eine Massage für ein Baby nicht viel zu schmerzhaft, zu anstrengend und überhaupt verfrüht sei. Viele Menschen, die selbst einmal eine medizinische Massage erhalten haben, haben ja die Erfahrung gemacht, dass in den ersten Sitzungen durchaus ein unangenehmes Gefühl auftreten kann, bis sich die Verspannungen gelöst haben. Babymassage ist mit einer medizinischen Massage nicht vergleichbar, da alle Bewegungen ganz sanft, eher streichelnd, ausgeführt werden, mehr die zärtliche Berührung im Vordergrund steht. Nichts soll wehtun oder auch nur unangenehm sein. Mit der Babymassage ist uns ein wunderbares Hilfsmittel an die Hand gegeben, durch Stimulation der Haut und bestimmter Reflexzonen (bestimmte Hautabschnitte des Körpers spiegeln die Gesamtheit seiner Organe wider; die Stimulierung dieser Zonen bewirkt, dass über Reflexbahnen das zugehörige Organ ange-

sprochen und ein reibungsloser Energiefluss aufrechterhalten oder wieder hergestellt wird) zu beruhigen, auch, ganz gezielt verschiedene Organe anzusprechen, eine Harmonisierung des Kindes zu erreichen und seine Entwicklung im positiven Sinne zu beeinflussen. Babymassage ist keine spezielle Therapieform, die bei bestimmten Erkankungen Einsatz findet. Sie bietet vielmehr den großen Vorteil, dass die Eltern selbst sie erlernen und jederzeit ausführen können im Bewusstsein, ihrem Kind damit ein hohes Maß an Geborgenheit, Entwicklungsförderung, Sinneserfahrung und Entspannung zuteil werden zu lassen.

Einsatzmöglichkeiten und Wirkungen

Berührung und Massage haben vielfältige Auswirkungen auf Ihr Baby. Sie verstärken in erheblichem Maße die positive Mutter-(Vater-)Kind-Bindung, geben Sicherheit, Ausgeglichenheit und Wohlbehagen. Kinder, die es gewöhnt sind, massiert zu werden, können oft besser entspannen, sind aufnahmefähiger und weniger ängstlich. Ein Gefühl der Geborgenheit entsteht durch die intensive Zuwendung, den ausgedehnten Kontakt während der gesamten der Massage vorbehaltenen Zeit. Das Baby spürt, dass Ihre ungeteilte Aufmerksamkeit ihm allein gilt, es hält Zwiesprache mit Ihnen und im Raum herrscht eine Atmosphäre des Einvernehmens. Leise singend oder erzählend streichelt die Mutter (es kann natürlich ebensogut der Vater sein, doch ich will mich der Einfachheit halber auf eine Person beschränken. Setzen Sie bitte in Gedanken immer auch „Vater" ein!) über den kleinen, zarten Körper, entdeckt ihn mit ihren Händen, erkundet Spannungen um sie dann abzubauen und gibt dem Baby die Möglichkeit, nach und nach mit seinem Körper vertraut zu werden. Sie lernt dabei die Körpersprache ihres Babys zu verstehen, sie richtig zu deuten und dementsprechend darauf zu reagieren.

Kindern, die sehr angespannt sind, kann man durch Massage helfen, entspannter und ausgeglichener zu werden. Erwarten Sie aber bitte keine Wunder. Gerade diese Kinder benötigen Zeit um sich an die Massage zu gewöhnen und dann langsam nach und nach in einen gelösten Entspannungszustand zu kommen.

Die Ursachen der häufig während der ersten drei Monate auftretenden Blähungen (als Dreimonatskoliken bekannt) werden in Fachkreisen sehr unterschiedlich interpretiert. Eine Erklärung wären die noch mangelhaft ausgereiften Darmfunktionen des Kindes, die der nach der Geburt plötzlich einsetzenden Verdauungsarbeit nicht gewachsen sind. Sicher spielt auch bei gestillten Kindern die Ernährung der Mutter eine Rolle. Die Trinkgewohnheiten des Babys – hastig trinkende Kinder schlucken sehr viel Luft, die dann zu Problemen führen kann – sind ein weiterer, sicherlich wichtiger Grund. Diskutiert wird auch, ob diesen Kindern nicht eine Stimulation der Haut und Reflexzonen und damit eine Anregung der am Verdauungsprozess beteiligten Organe fehlt. Welche der Erklärungen nun auch immer die richtige sein mag (wahrscheinlich gibt es sowieso nicht die eine absolut zutreffende Aussage, sondern es werden in den meisten Fällen verschiedene Faktoren ausschlaggebend sein), es ist immer wieder feststellbar, dass

mit der Babymassage die schmerzhaften und Unruhe verursachenden Blähungen wesentlich gelindert werden können, ja in manchen Fällen sogar nicht mehr auftreten. Durch die Babymassage werden zudem die Blutzirkulation und Atmung angeregt und man kann davon ausgehen, dass der Abwehrmechanismus gegen Krankheiten stabilisiert wird.

Durch die Stimulation der Reflexzonen werden die Selbstheilungskräfte des Körpers aktiviert und die Harmonisierung von Geist und Körper wird direkt positiv beeinflusst. Ein weiterer Vorteil der Massage ist die Einsatzmöglichkeit bei sehr unruhigen Kindern, denen man etwas von ihrer Spannung nehmen und bei denen man ein besseres Schlafverhalten erzielen kann.

Voraussetzungen

Zeitpunkt und Dauer der Massage

Ehe Sie nun mit der Massage beginnen, sollten Sie sich mit einigen wichtigen Voraussetzungen vertraut machen. Wie bereits gesagt, kann man die Babymassage bei allen Kindern einsetzen. Sicher werden die Intensität der Berührung und die Dauer der Massage unterschiedlich sein. Bei einem Früh- oder Neugeborenen wird man ganz sanft streichelnd einsetzen und die Dauer von zehn Minuten nicht überschreiten. Erst allmählich steigern Sie dann sowohl den bei der Berührung ausgeübten leichten Druck als auch die Zeitspanne. Wenn Sie einen älteren Säugling zum ersten Mal massieren, beginnen Sie bitte sehr behutsam und achten Sie genau auf seine Reaktionen. Wenn Ihr Baby erst einmal mit der täglichen Massage vertraut ist, wenn es sein Wohlbefinden signalisiert, können Sie getrost die Intensität und auch die Dauer so steigern, wie Sie beide es als optimal empfinden. Auch kranken Kindern können Sie mit einer Massage Erleichterung verschaffen. Decken Sie die Körperteile, die Sie gerade nicht massieren, mit einem weichen Tuch zu und beginnen Sie von der Brustmitte aus zu den Extremitäten zu streichen, wie es ab Seite 42 beschrieben wird.

Wenn Sie zum ersten Mal massieren wollen, wählen Sie bitte immer einen Zeitpunkt, zu dem sowohl Sie als auch Ihr Baby entspannt, ruhig und aufnahmebereit sind. Weder Hunger noch extreme Müdigkeit sollten Ihr Kind quälen. Ebenso wenig sollte unmittelbar im Anschluss an eine Mahlzeit massiert werden.

Störende Einflüsse ausschalten

Störende Einflüsse von außen sollten soweit als möglich ausgeschaltet werden – stellen Sie bitte das Telefon leise und eventuell die Türklingel ab –, widmen Sie sich wirklich nur diesem Einssein mit Ihrem Kind. Lärm, Nebengeräusche oder die Anwesenheit anderer Personen wirken sich störend auf den Bindungsprozess aus, der mit jeder Massage vertieft wird. Schauen Sie sich die einzelnen Massagegriffe vorher genau an, damit Sie den Energiefluss, der während der Massage zwischen Ihnen und Ihrem Baby besteht, nicht unterbrechen müssen um in den Unterlagen nachzusehen, wie es weitergeht.

Temperatur

Die Raumtemperatur muss angenehm hoch sein, weil der kleine Körper sonst zu schnell auskühlt – stellen Sie also bitte die Heizung im Massageraum etwas höher. Bei 23–26° Celsius fühlen sich die Kinder wohl. Ideal wäre auch ein Strahler, der in der Nähe des Platzes angebracht wird, an dem das Baby massiert wird. Gerade bei einem sehr jungen Säugling sollte die Umgebung beibehalten werden, die dem Kleinen bereits vertraut ist um nicht zusätzliche Reize auf das Kind einwirken zu lassen. Wenn es im Sommer warm genug ist

und Ihr Kind sich bereits an das tägliche Ritual gewöhnt hat, kann man natürlich auch an einem ruhigen, geschützten Platz im Freien massieren.

Finden Sie die richtige Haltung

Überlegen Sie, welche Haltung für Sie persönlich am angenehmsten ist: Sie können sich auf den Boden setzen, Ihr Baby auf Ihre Beine legen und es dann massieren. Dabei beachten Sie aber bitte, dass Sie im Rücken abgestützt sind, sich also anlehnen, da Sie sonst leicht verkrampfen und die Massage nicht optimal ausführen können. Sie können Ihr Baby aber auch auf eine Decke oder ein Lammfell legen, das übrigens hervorragende Dienste bei Einschlafstörungen leisten kann, weil es Wärme und Geborgenheit vermittelt. Knien Sie sich davor auf den Boden und massieren Sie. Sie können das Kind aber auch auf eine Decke auf dem Wickeltisch legen und dort massieren. Legen Sie bitte immer ein dickes Handtuch zwischen Ihr Baby und die Unterlage, da

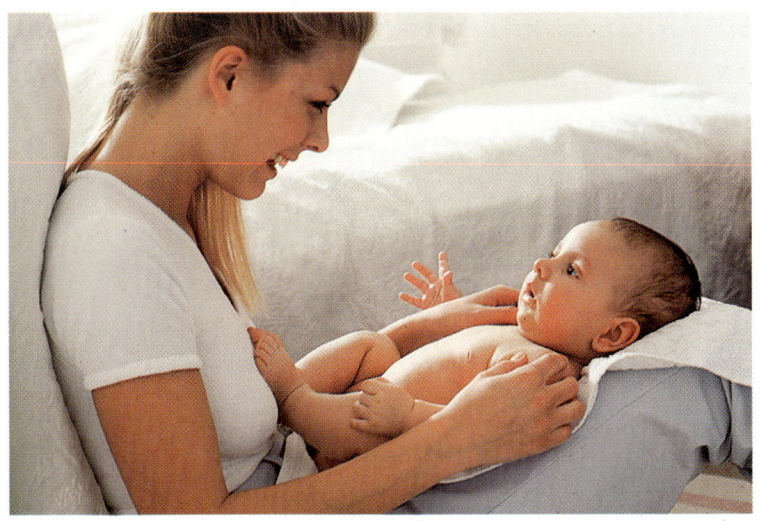

Massage auf den Beinen der Mutter – achten Sie bitte darauf, dass Sie im Rücken abgestützt sind, um nicht zu verkrampfen.

während der Massage häufig die Blase entleert wird. Wichtig ist, dass Sie sich in der jeweiligen Haltung absolut wohl fühlen und vollkommen entspannt sind. Wenn Sie sich zu einer bestimmten Haltung zwingen, weil Sie glauben, dass nur diese die für das Baby optimale sei, werden Sie bald feststellen, dass Sie bei weitem nicht das für Ihr Kind erreichen,

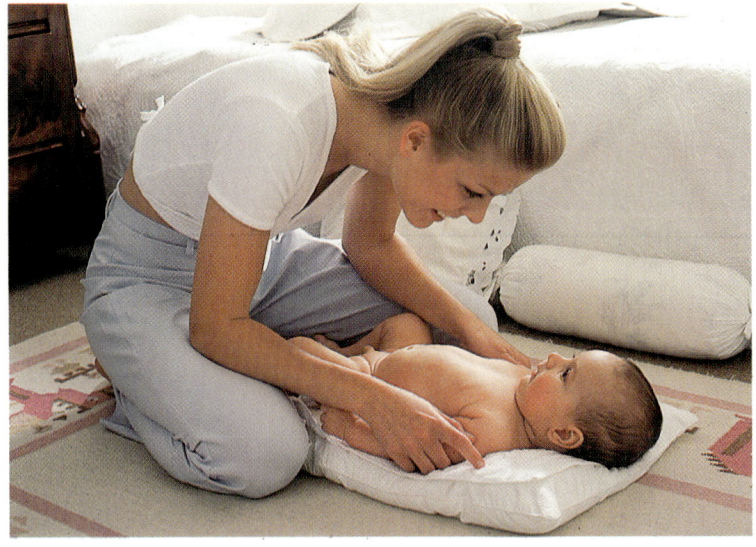

Sie können Ihr Kleines auch auf dem Boden – es liegt auf einer Decke – massieren.

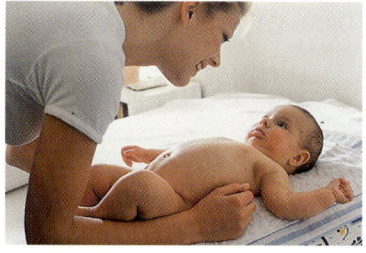

Das Baby kann auch auf dem Wickeltisch liegen und wird dort massiert.

was Sie eigentlich zu geben bereit waren. Dies trifft auch auf die Situationen zu, in denen Sie sehr müde, unausgeglichen, gereizt, angespannt und nervös sind.

Entspannen Sie sich

Versuchen Sie deshalb grundsätzlich, zunächst selbst Energie zu tanken und ruhig zu werden, weil sich sonst Ihre Nervosität auf Ihr Baby übertragen kann. Die Techniken zur Entspannung, die Sie während der Schwangerschaft und der Geburt eingesetzt haben, eignen sich auch in dieser Situation.

Setzen oder legen Sie sich entspannt hin, atmen Sie dann tief und ruhig in den Bauch hinein und lassen Sie dann die Luft langsam, sehr langsam durch den Mund herausströmen. Versuchen Sie die Atemzüge immer intensiver werden zu lassen, schließen Sie dabei die

Augen und konzentrieren Sie sich auf Ihren Körper. Versuchen Sie zu spüren, wie Sie nach und nach loslassen können, wie Spannungen abfließen und wie Sie langsam ruhiger werden. Erst dann und nur dann sind Sie zur Massage bereit.

Alle Liebe für das Kind

Wohltuend und ausgleichend wirkt leise Musik im Hintergrund, wobei beruhigender Musik (siehe auch Seite 28) der Vorzug zu geben ist. Von Ihrem Baby sicher sehr begrüßt und der Zwiesprache dienlich wäre es, wenn Sie eines seiner Lieblingslieder singen würden. Dass Sie nicht nur mit den Augen Kontakt zu Ihrem Kind halten, sondern auch beruhigend mit ihm sprechen, ist ganz wichtig und steigert die Vertrautheit zwischen Ihnen beiden. Lassen Sie nicht nur Ihre Hände arbeiten, während Ihre Gedanken abschweifen, sondern schenken Sie Ihrem Kind all Ihre Energie, Aufmerksamkeit und Liebe. Sagen Sie ihm, wie schön es ist, seinen

39

kleinen Körper zu spüren, die samtig weiche Haut unter Ihren Fingern zu fühlen, loben Sie, wie entspannt es ist, und erzählen Sie ihm, wie wohl ihm die Massage tun wird.

Verschiedene Massageöle

Für die Massage besorgen Sie sich bitte ein spezielles Pflanzenöl, das in Apotheken, Reformhäusern oder Bioläden erhältlich ist. Zu bevorzugen wäre ein Mandel- oder ein Ringelblumenöl; diese Öle haben einen hohen Vitamingehalt, pflegen die Haut, machen sie zart und geschmeidig und durchwärmen den kleinen Körper. Außerdem besteht bei ihnen keine Gefahr, wenn Ihr Baby die gerade mit Öl massierten Fingerchen in den Mund steckt und Spuren des Öles in den sehr empfindlichen Verdauungstrakt gelangen. An sehr heißen Sommertagen kann übrigens Kokosöl sehr angenehm sein.

Wie oft und wann und wo massieren?

Massieren Sie ein- bis zweimal täglich, sobald Sie sich dazu in der Lage fühlen, und behalten Sie dies solange wie möglich bei. Wenn Ihr Kind beginnt seine Aktivitäten zu steigern, ist es möglich, dass es kürzere und seltenere Massagen liebt oder dass es die abendliche Schmusezeit kurz vor dem Einschlafen für eine Massage bevorzugt. Auch größeren Kindern tun Berührung und Anregung der Muskulatur und der Reflexzonen gut. Es kann sein, dass sie zum Beispiel nur eine Kopf- oder Rücken- oder Fußmassage bevorzugen – dann beschränken Sie sich bitte auf diese Körperteile. Wenn Sie mit der Babymassage beginnen, führen Sie sie bitte nicht nur sporadisch aus, sondern planen Sie sie ganz regelmäßig in Ihren Tagesablauf ein – wie bei so vielen Dingen führt auch hier erst die Regelmäßigkeit zum gewünschten Ergebnis.

So wird's gemacht: Anleitungen zur Babymassage

Bei der allerersten Massage, die Sie Ihrem Kind und sich schenken – es kann tatsächlich wie ein Geschenk sein, wenn Sie sehen, wie wohl sich Ihr Kind zunehmend fühlt, wie viel Sicherheit Sie im Umgang mit seinem kleinen Körper erwerben und wie Sie immer mehr lernen, auf seine Körpersprache zu reagieren –, konzentrieren Sie sich zunächst auf den Brustbereich Ihres Babys. Später, wenn es Ihnen sein Wohlgefallen signalisiert und mit der Massage vertraut ist, beginnen Sie die Ganzkörpermassage am Kopf. Es gibt auch Situationen, in denen man eine Kurzmassage einschiebt und dann nur einen bestimmten Körperteil massiert. Wenn zum Beispiel starke Blähungen das Baby quälen, kann man zusätzlich zur täglichen Ganzkörpermassage eine Kurzmassage des Bäuchleins einschieben, auch bei starker Unruhe oder Einschlafschwierigkeiten kann man zusätzlich eine Massage anbieten (siehe Seite 43, 46),

die diese Probleme positiv beeinflusst. Ein Prinzip aber sollte immer eingehalten werden: Wenn wir mehrere Körperteile massieren wollen, wird immer von oben nach unten massiert. Beginnen Sie bei einem Früh- oder Neugeborenen mit federleichten Bewegungen Ihrer Hände, so werden Sie nach und nach mehr Druck geben. Achten Sie unbedingt darauf, wie Ihr Baby reagiert, und stellen Sie sich mit der Intensität der Berührung darauf ein. Alle Bewegungen werden ganz langsam, harmonisch und völlig ohne Hektik, in immer gleich bleibendem Rhythmus ausgeführt. Um den Körper im Gleichgewicht zu halten, denken Sie bitte daran, dass Sie die Massagetechniken immer beidseitig ausführen.
Am sinnvollsten wäre es, die Massage ganz langsam aufzubauen und Ihrem Kind ausreichend Gelegenheit zu geben sich auf diese Art der sanften Berührung und des Streichelns einzustellen.

Massage der Brust

Ihr Baby liegt entkleidet auf einem Lammfell, einer Decke oder Ihren Beinen. Unter den Gesäßbereich legen Sie ein dickes Handtuch. Die Körperstellen, die Sie gerade nicht massieren, bedecken Sie bitte mit einem Tuch, damit der kleine Körper nicht auskühlt.

Nachdem Sie Schmuck, den Sie vielleicht tragen, abgelegt haben, geben Sie in paar Tropfen Öl (falls es sehr kalt ist, bitte die Flasche vorher unbedingt auf die Heizung legen oder im Wasserbad leicht erwärmen) auf Ihre Hand und verteilen es gleichmäßig in beiden Händen. Jetzt können Sie mit der Massage beginnen.

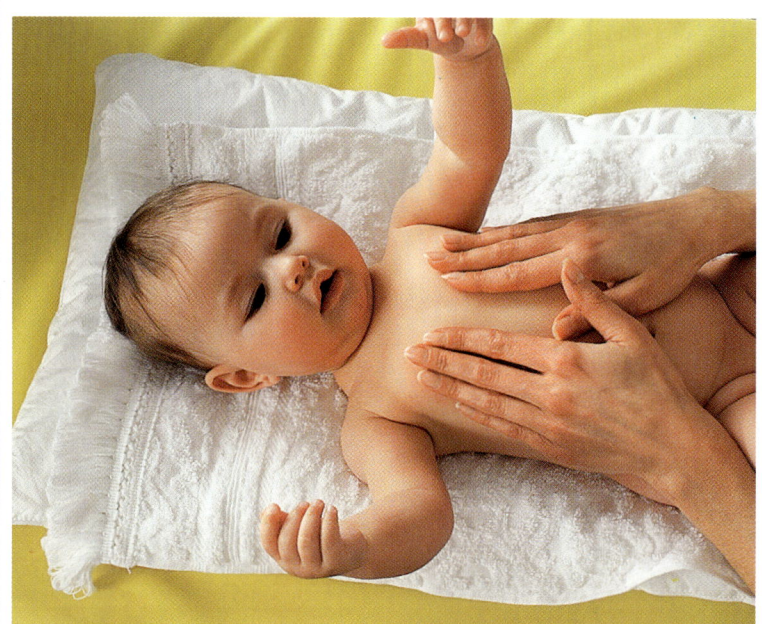

Sie legen nun beide Hände mit der ganzen Handfläche auf die Brust Ihres Kindes, streichen von der Mitte aus ganz leicht und sanft nach beiden Seiten und dann abwärts bis zu den Hüften. Die Hände treffen sich ohne Hast wieder in der Mitte der Brust und beginnen erneut behutsam und langsam nach außen zu streichen. Schauen Sie Ihr Baby dabei an, forschen Sie in seinem Gesicht nach Reaktionen, halten Sie Blickkontakt und sprechen Sie mit Ihrem Kleinen.

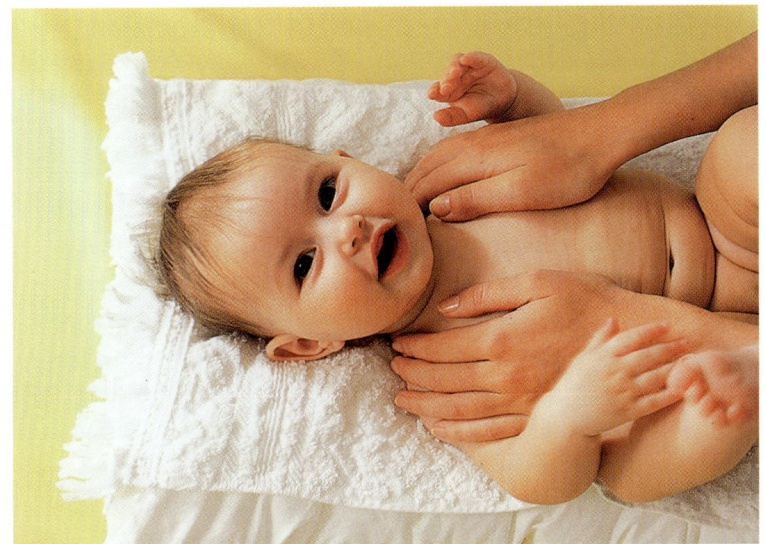

Ihre Hände bewegen sich nun vom Halsansatz aus nach beiden Seiten über die Schultern und streichen dabei die Oberarme mit aus; auch diese Bewegung wird langsam wiederholt.

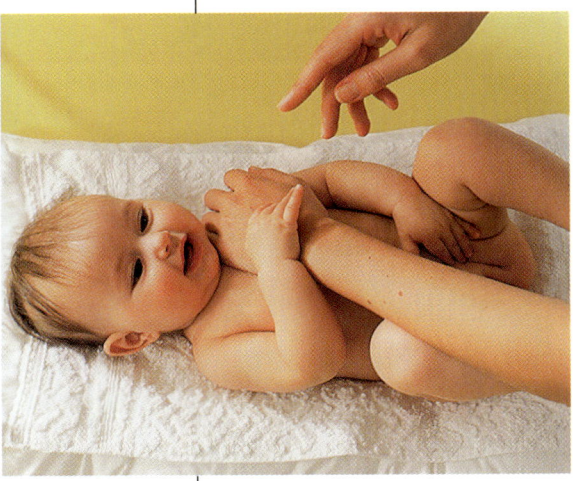

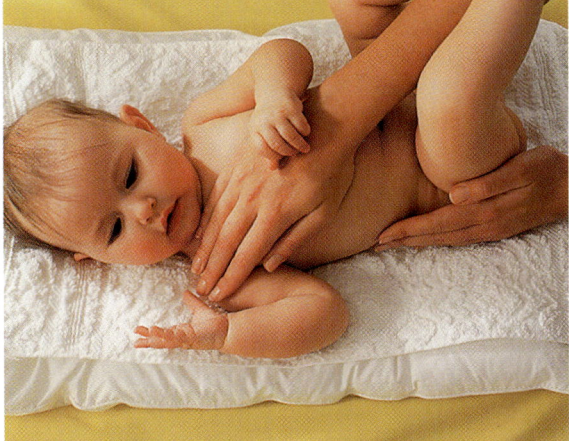

Nun beginnt eine Hand von einer Schulter über den Brustkorb zur anderen Schulter zu wandern, sie wird von der anderen Hand in umgekehrter Richtung abgelöst – immer wieder und ganz langsam. Diese Massage wirkt beruhigend auf Ihr Baby.

An der linken Hüfte beginnend, streichen Sie mit Ihrer rechten Hand diagonal über die Brust zur gegenüberliegenden Schulter, worauf die andere Hand die entsprechende Gegenseite übernimmt – in harmonischem Wechsel und Einklang.

Viele Babys rekeln sich und strecken den Brustkorb regelrecht den Händen entgegen, sie genießen die rhythmische, sanfte Berührung. Doch auch wenn ein Baby am Anfang der Massage weint, sollte Sie das nicht veranlassen zu glauben Ihr Baby würde die Massage ablehnen. Häufig ist es einfach das Ungewohnte, das Neue, das Ihr Kind irritiert oder es haben sich Spannungen in dem kleinen Körper aufgebaut, die sich nun durch Weinen lösen. Wenn Ihr Baby erst einmal gespürt hat, wie innig die Zuwendung ist, die es durch Ihre Hände erfährt, wird es auch Gefallen daran finden – lassen Sie ihm ein bisschen Zeit. Es gibt nur sehr wenige Kinder, die nicht mit Wohlbehagen auf die Babymassage reagieren; für sie muss man über vermehrten Körperkontakt – zum Beispiel gemeinsames Baden, Auf-dem-Arm-Tragen usw. – einen Ausgleich schaffen. Wenn Ihr Baby weint, beruhigen Sie es, indem Sie die Massage unterbrechen, es auf den Arm nehmen, hin- und herwiegen und ihm sein Lieblingslied singen.

Massage der Arme

Jetzt werden die Arme sanft massiert. Mit einer Hand umfassen Sie ganz locker und behutsam das zarte Handgelenk Ihres Kindes. Bei den noch sehr instabilen Gelenken ist besondere Vorsicht geboten! Mit Ihrer anderen Hand beginnen Sie nun, die Arme von der Schulter weg zum Handgelenk hin auszustreichen. Leboyer spricht in diesem Zusammenhang von melkenden Bewegungen. Sobald die Hand nun unten am Handgelenk angekommen ist, wechseln sich die Hände ab.

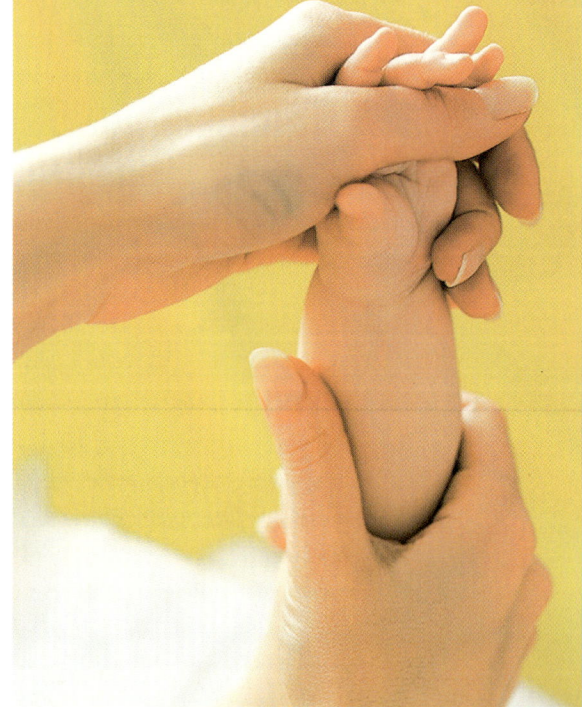

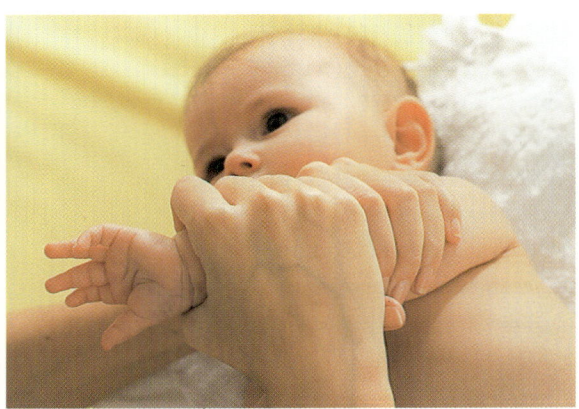

Umfassen Sie nun mit beiden Händen das Handgelenk Ihres Kindes
ganz locker so, dass Ihre beiden
Daumen frei sind. Mit Ihren Daumen streichen Sie jetzt abwechselnd über die Handfläche des Kindes und üben leichten Druck aus
um die Reflexzonen der Hände
leicht zu stimulieren. Während der
eine Daumen noch damit beschäftigt ist, die Finger zu öffnen und
auszustreichen, beginnt der andere
Daumen von der Handwurzel her
auszustreichen. Auch diese Bewegungen wieder mit Sorgfalt und
Ruhe ausführen. Übrigens schließen
sich die Finger bei jungen Säuglingen auf eine Berührung der Handfläche hin sofort zur Faust.

Man kann die Arme auch mit beiden
Händen gleichzeitig massieren. Mit
beiden Händen umfassen Sie den
Oberarm Ihres Kindes. Von da aus
beginnen Sie, mit sich gegeneinander bewegenden Händen zum Handgelenk hin zu massieren. Die Bewegungen bleiben sanft und rhyth-
misch.

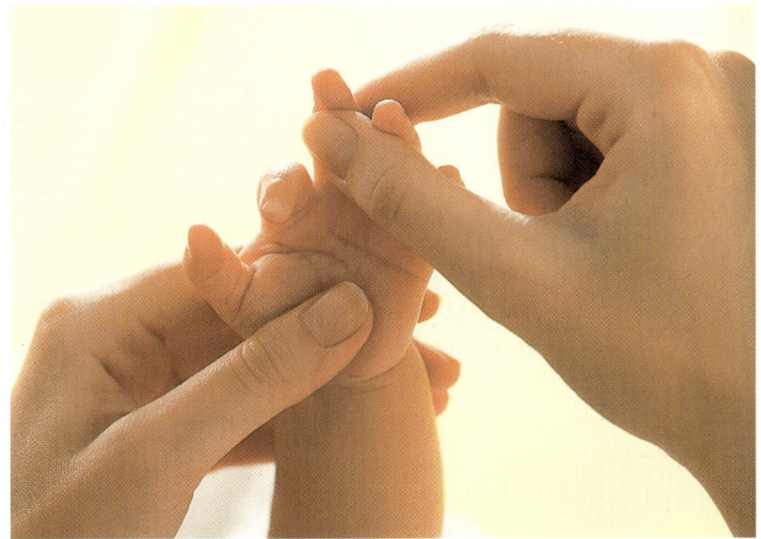

Anschließend wird
jedes Fingerchen
einzeln zart zu den
Fingerspitzen hin
ausgestrichen; im
Anschluss daran
wird der andere
Arm massiert.

Massage von Brustkorb und Bauch

Vom Brustkorb aus beginnt nun eine Hand, die mit der ganzen Handfläche aufliegt, zum Bauch und weiter zu den Oberschenkeln zu streichen. Bewegen Sie die Hand so, als ob Sie Luft aus einer Tüte streichen wollten. Die erste Hand wird dann wieder von der zweiten abgelöst, sodass sich immer eine Hand am Körper des Kindes befindet. Daraus ergibt sich ein sehr gleichmäßiger Massagerhythmus. Führen Sie die Bewegungen besonders intensiv und langsam aus. Um die Bauchdecke besser zu entspannen, können Sie auch die Beinchen Ihres Babys anheben und eventuell gegen Ihren Körper legen.

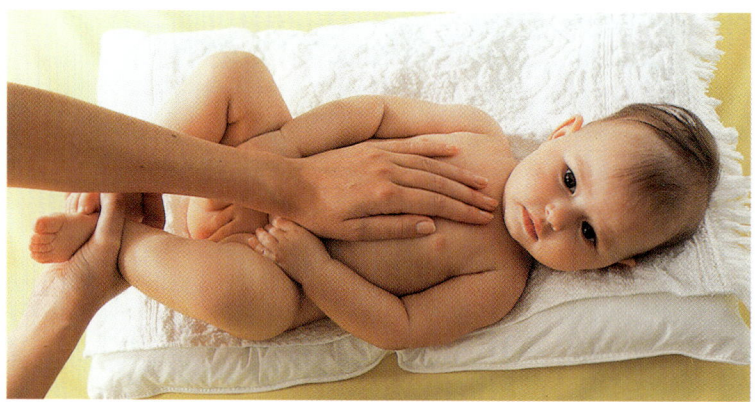

Als Nächstes massieren Sie mit dem Handballen oder den Fingerspitzen im Uhrzeigersinn rund um den Nabel herum (Verlauf des Dickdarms).

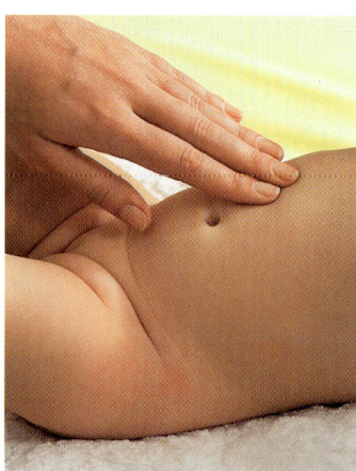

Diese Massagetechniken üben Sie bei Neugeborenen bitte erst dann aus, wenn der Nabelschnurrest abgefallen und die Wunde restlos verheilt ist. Sie können sich vorstellen, dass sich die Massage positiv auf die Arbeit der Verdauungsorgane auswirkt und bei Blähungen hilft.

Massage der Beine

Nun wenden wir uns den Beinen zu. Diese Massage gleicht im Prinzip der schon beschriebenen Massage der Arme.

Zunächst hält eine Hand das Fußgelenk sehr vorsichtig, während die andere den Oberschenkel umfasst und in Richtung Fußgelenk streicht, bis sie es erreicht und die Hände sich wieder abwechseln. Diese Technik ist angezeigt, wenn die Kinder noch sehr klein und die Beinchen verhältnismäßig dünn sind.

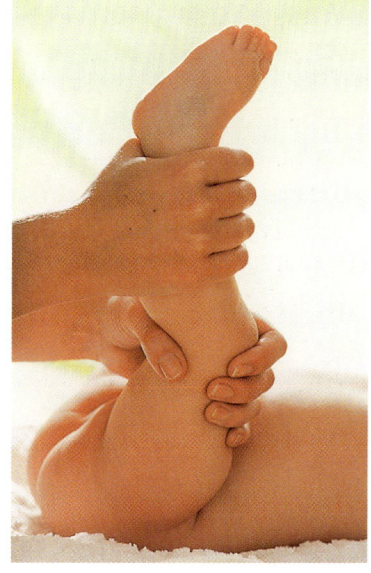

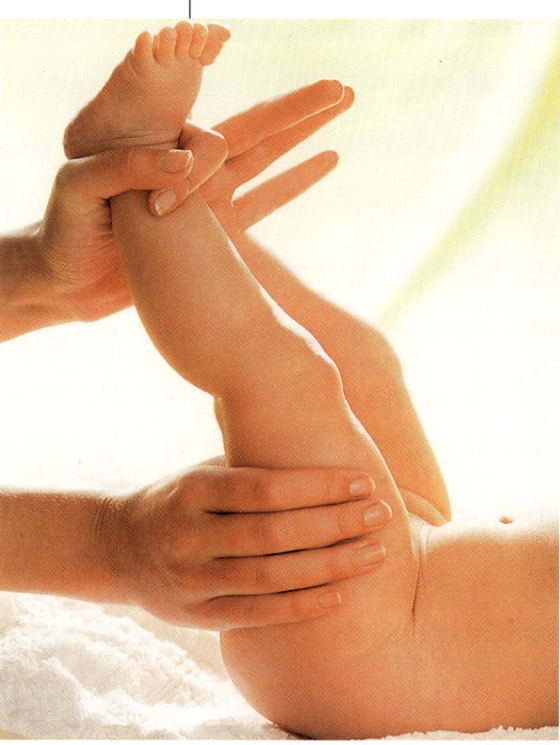

Viel Aufmerksamkeit erfordert die Massage der Fußsohlen, mit der wir die Reflexzonen ansprechen möchten, die im unmittelbaren Zusammenhang mit dem gesamten Organismus stehen. Den verschiedenen Reflexzonen werden ganz bestimmte Organe zugeordnet. Wenn man diese Punkte stimuliert, hat das Auswirkungen auf den Energiefluss im Körper und die Selbstheilungskräfte werden angeregt. Erfahrene Therapeuten, die mit Reflexzonenmassage arbeiten, erklären die Wirkung folgendermaßen: durch eine Dysregulation im Körper lagern sich Harnsäure und Calcium an der dem Or-

Wenn das Baby an Gewicht zugenommen hat und die Beinchen dementsprechend einen größeren Umfang haben, ist es sinnvoller, eine zweite Technik einzusetzen: Dabei umfassen beide Hände den Oberschenkel, wobei das Beinchen nach oben gehalten wird, und gleiten von da aus in gegeneinander gerichteten Bewegungen auf das Fußgelenk zu. Ist es erreicht, beginnen Sie wieder von vorn.

gan zugeordneten Zone in kristalliner Form ab, bilden Verhärtungen und führen zur Unterbrechung des Energieflusses. Durch die Massage wird dieser wiederhergestellt, indem ein Abbau und ein Abtransport dieser Abfallprodukte erreicht werden. So bietet sich die Reflexzonenmassage als positive unterstützende Maßnahme der herkömmlichen Therapie an.

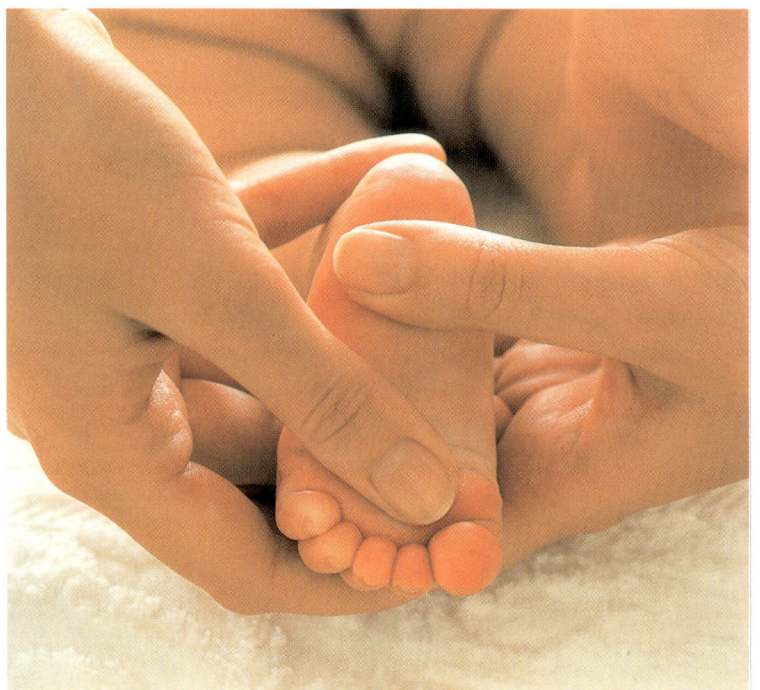

Sie halten das Füßchen und streichen mit einem Daumen mit mittlerem Druck über die Fußsohle zu den Zehen hin. Beim jungen Säugling setzt daraufhin der Klammerreflex ein: Die Zehen beugen sich spontan, wenn die Fußsohle im Vorderfußbereich berührt wird. Ist der eine Daumen bei den Zehen angelangt, beginnt der andere bereits, an der Ferse wieder in Richtung der Zehen zu streichen.

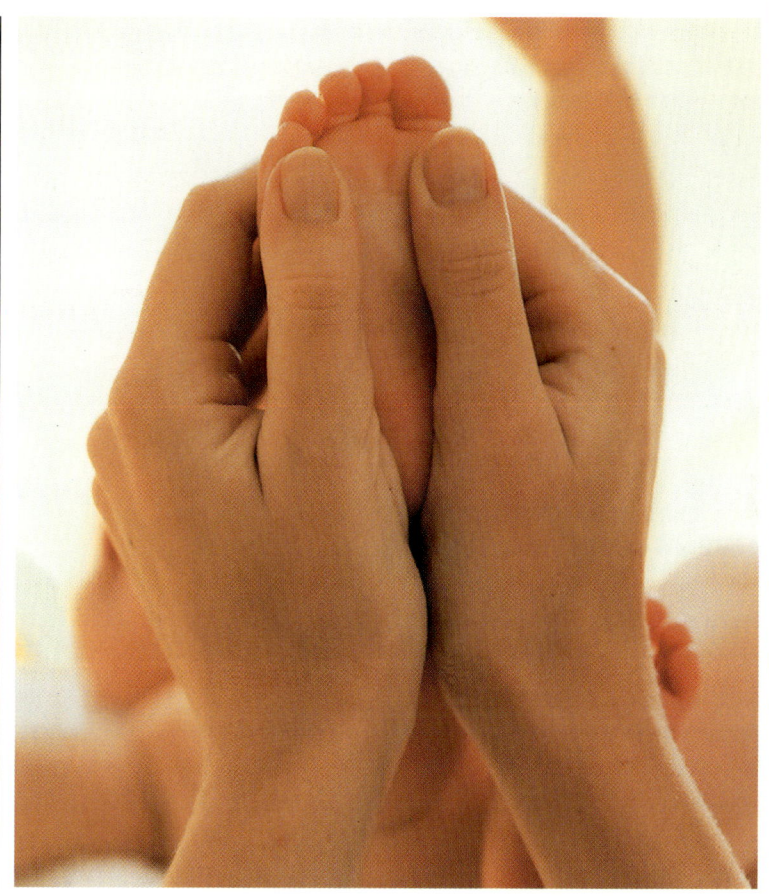

Nehmen Sie dann das Füßchen so in die Hand, dass Ihre beiden Daumen auf der Fußsohlenmitte aufliegen, und streichen Sie von da aus über die gesamte Fußsohle nach außen, führen Sie die Daumen in der Mitte zusammen und streichen Sie wieder nach außen.

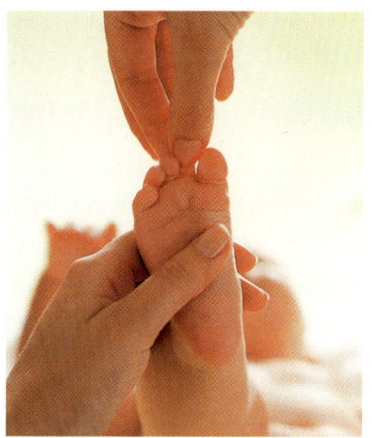

Nun wird jede Zehe einzeln sanft massiert.

49

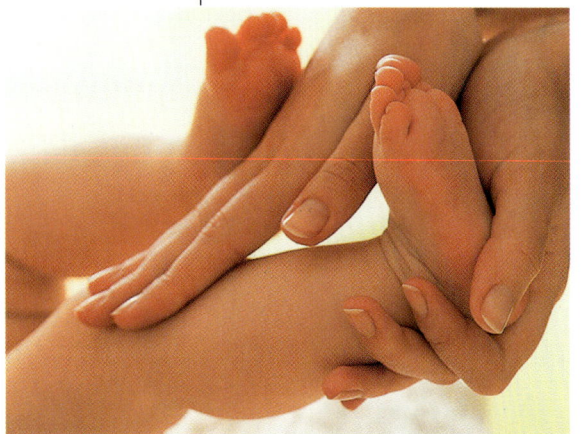

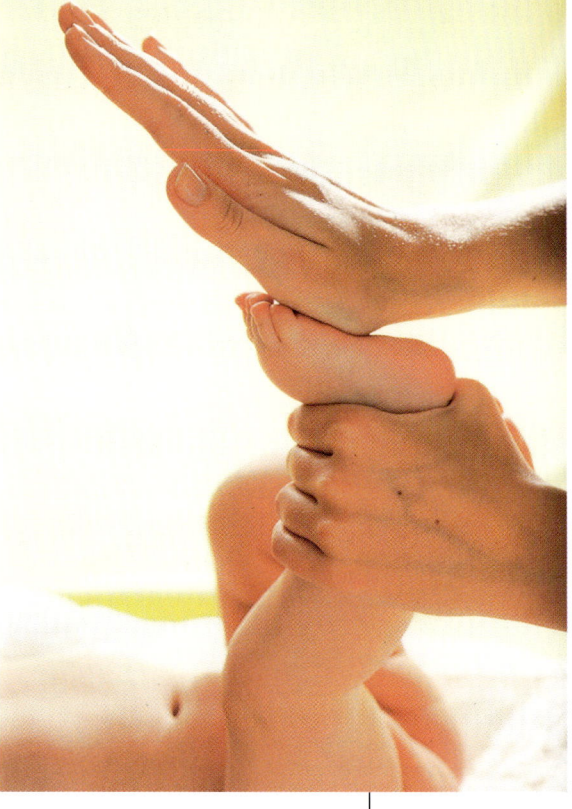

Nehmen Sie das Füßchen nun so in eine Hand, dass die Ferse und das Fußgelenk darin ruhen. Mit der anderen gleiten Sie, am Schienbein beginnend, über den Fußrücken bis zu den Zehen und streichen diese dann noch einmal einzeln aus. Anschließend wird das andere Beinchen massiert.

Abschließend halten Sie mit einer Hand das Füßchen fest, während die andere mit dem Handballen nochmals von der Ferse aus bis über die Zehen hinausgleitet.

In der ganzen Zeit, während der Ihre Hände arbeiten, ist Ihre Aufmerksamkeit vollständig auf Ihr Baby gerichtet. Wie fühlt sich Ihr Kind? Hat die Massage beruhigend oder anregend gewirkt? Ist Ihr Baby entspannt? Überlässt es sich ganz Ihren Händen? Genießt es die Vertrautheit, die zwischen Ihnen herrscht? Ihr beruhigender Tonfall, Ihre Mimik, Ihre Hände, die im ständigen Rhythmus über seinen Körper streichen, geben dem Kind Sicherheit.

Massage des Rückens

Nun legen Sie Ihr Baby auf den Bauch, und zwar so, dass es gerade vor Ihnen oder auf Ihren Beinen liegt, denn es folgt die Rückenmassage. Beginnen Sie zunächst, nachdem Sie wieder einige Tropfen Öl in Ihren Händen verrieben haben, vom Hinterkopf aus behutsam mit beiden Händen auf den Hals-Nacken-Bereich zu den Schultern und weiter abwärts an den Oberarmen entlangzustreichen – ganz zärtlich und behutsam. Wiederholen Sie dies einige Male.

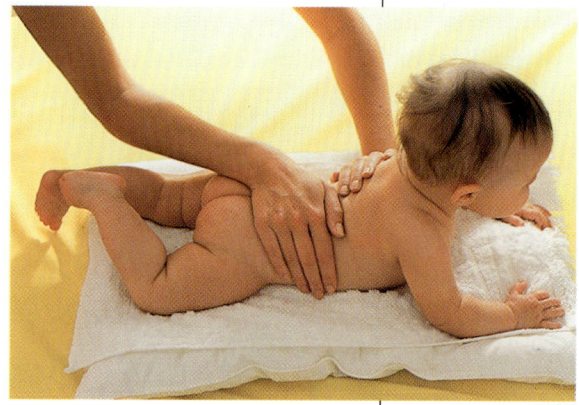

Jetzt legen Sie Ihr Baby quer vor sich und beginnen Ihre Hände mit gegeneinander gerichteten Bewegungen über die gesamte Rückenbreite zu führen. Arbeiten Sie sich auf diese Art vom Nacken bis zum Po vor, gleiten Sie auf diese Weise auch wieder zurück bis zum Nacken, um von da aus erneut zu starten. Die ganze Zeit über haben Ihre mit der ganzen Handfläche aufliegenden Hände Kontakt zum Körper Ihres Kindes. Singen Sie oder sprechen Sie intensiv mit Ihrem Baby, sodass es die Massage entspannt genießen kann.

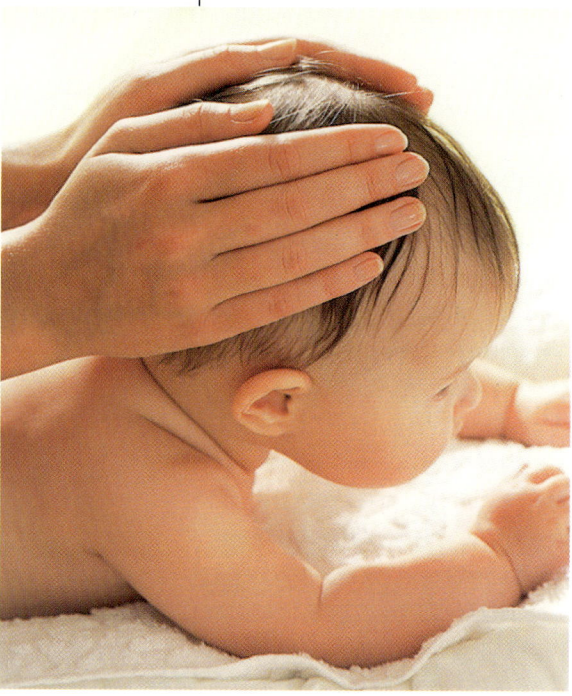

Nun umfasst eine Hand den Po, während die andere vom Nacken aus, dem Verlauf der Wirbelsäule folgend, nach unten streicht, bis sie den Po erreicht. Die Wirbelsäule liegt dabei zwischen Zeige- und Mittelfinger.

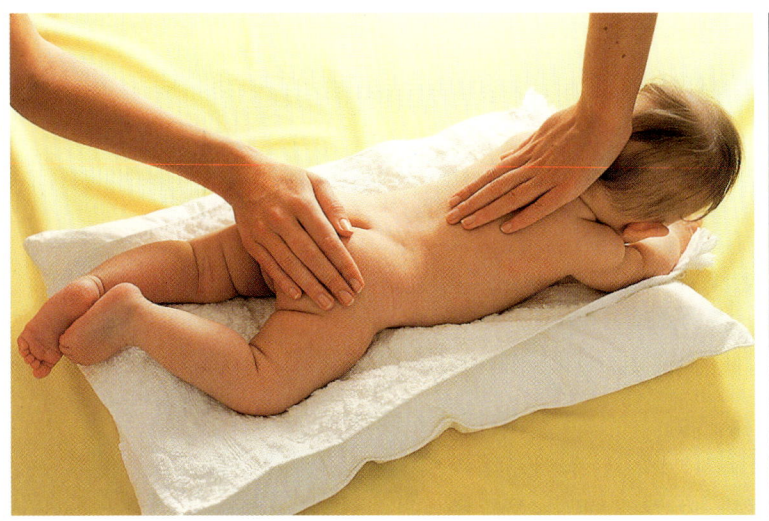

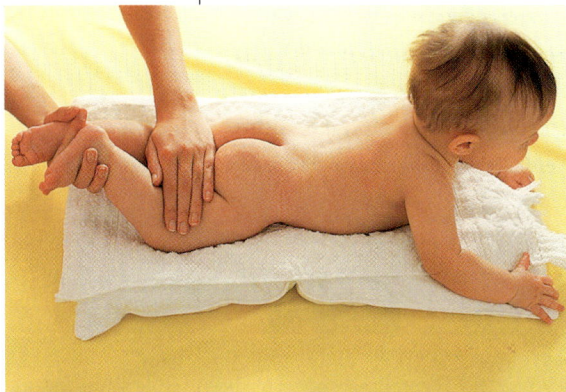

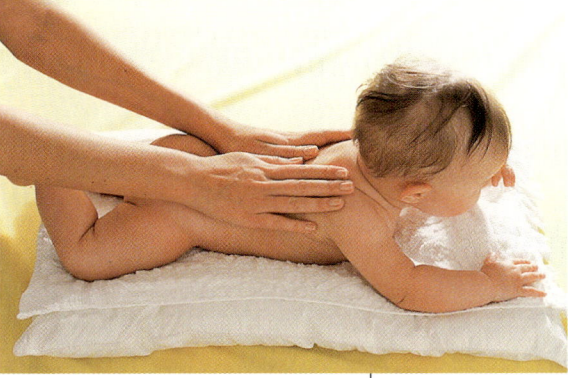

Erweitert wird dieser Teil der Massage, indem die massierende Hand die Streichbewegung bis zu den Fußgelenken fortsetzt, während die andere die Beinchen in Höhe der Fußgelenke festhält und etwas streckt. Achten Sie bitte darauf, dass sich dabei ein Finger zwischen den zarten Knöcheln befinden muss, damit sie nicht aneinander reiben.

Legen Sie Ihr Kleines nun so, dass seine Beinchen zu Ihrem Körper hin zeigen.
Die Hände gleiten vom Nackenbereich rechts und links neben der Wirbelsäule über den Po bis zu den Beinen und beginnen erneut im Nackenbereich.
Versuchen Sie auch hier einen ruhigen Rhythmus zu finden.

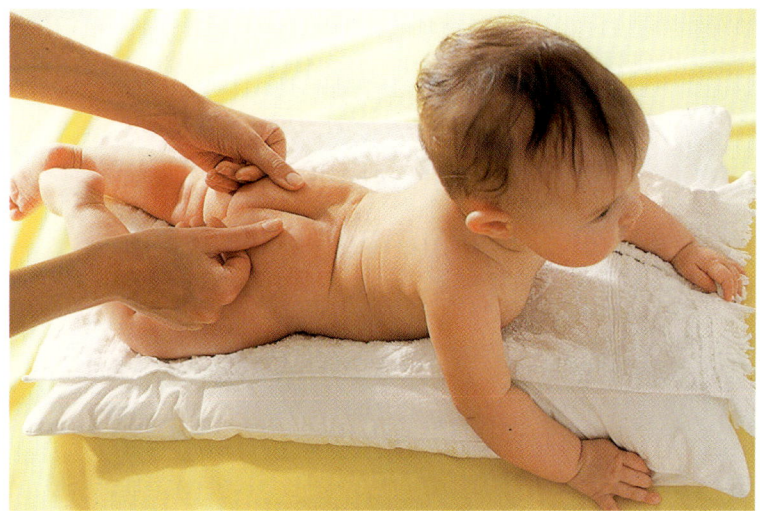

Beide Hände umfassen nun sanft den Hüftbereich Ihres Babys und Sie führen dann mit den beiden Daumen gleichzeitig sanft kreisende Streichbewegungen auf beiden Pobacken aus. Abschließend gleiten Sie noch einmal mit ganz leichten Bewegungen vom Nacken über den Rücken bis zu den Fersen und lassen damit diesen Teil der wohltuenden, beruhigenden und spannungsabbauenden Massage ausklingen.

Massage von Gesicht und Kopf

Der sensible Kopf- und Gesichtsbereich verlangt besonders viel Zartgefühl und Aufmerksamkeit von Ihnen und sollte deshalb erst dann in die Massage einbezogen werden, wenn sich Ihr Baby bereits an das sich täglich wiederholende Streichelprogramm gewöhnt hat.

53

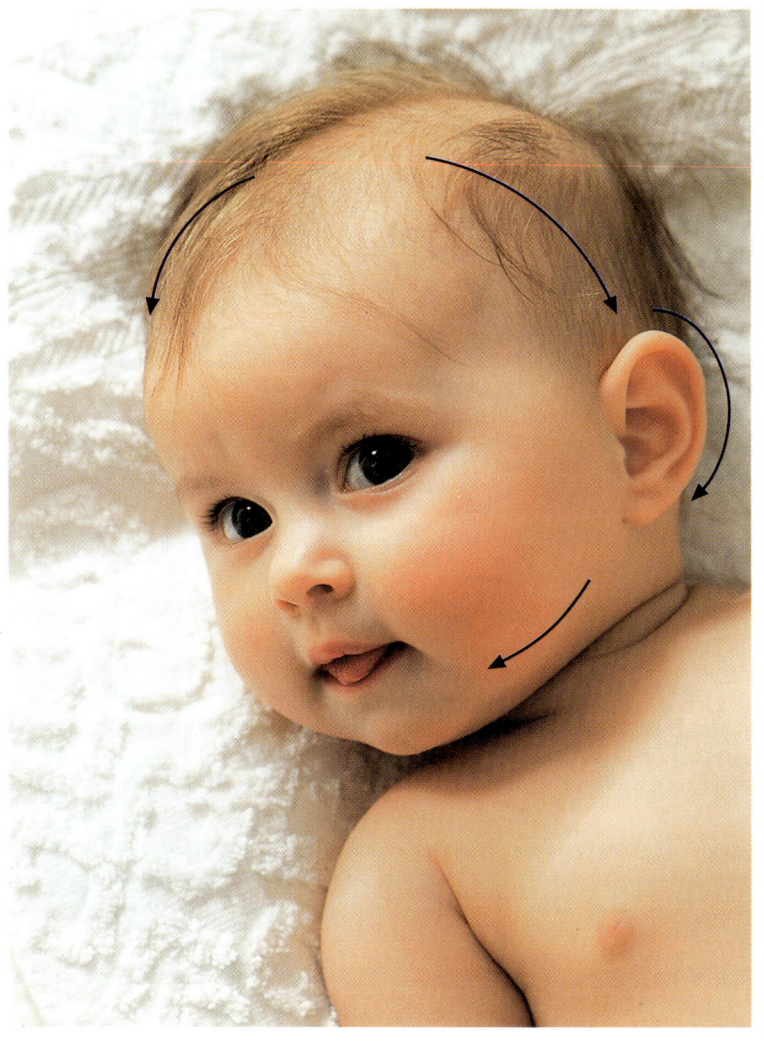

Ihr Baby liegt vor Ihnen auf dem Rücken. Legen Sie beide Hände schützend und sanft um den Kopf und streichen Sie von der Kopfmitte aus zärtlich nach außen, hinter den Ohren entlang bis zum Kinn. Wiederholen Sie diese Bewegung dreimal. Sprechen Sie dabei mit Ihrem Baby oder genießen Sie den Augenblick der Stille.

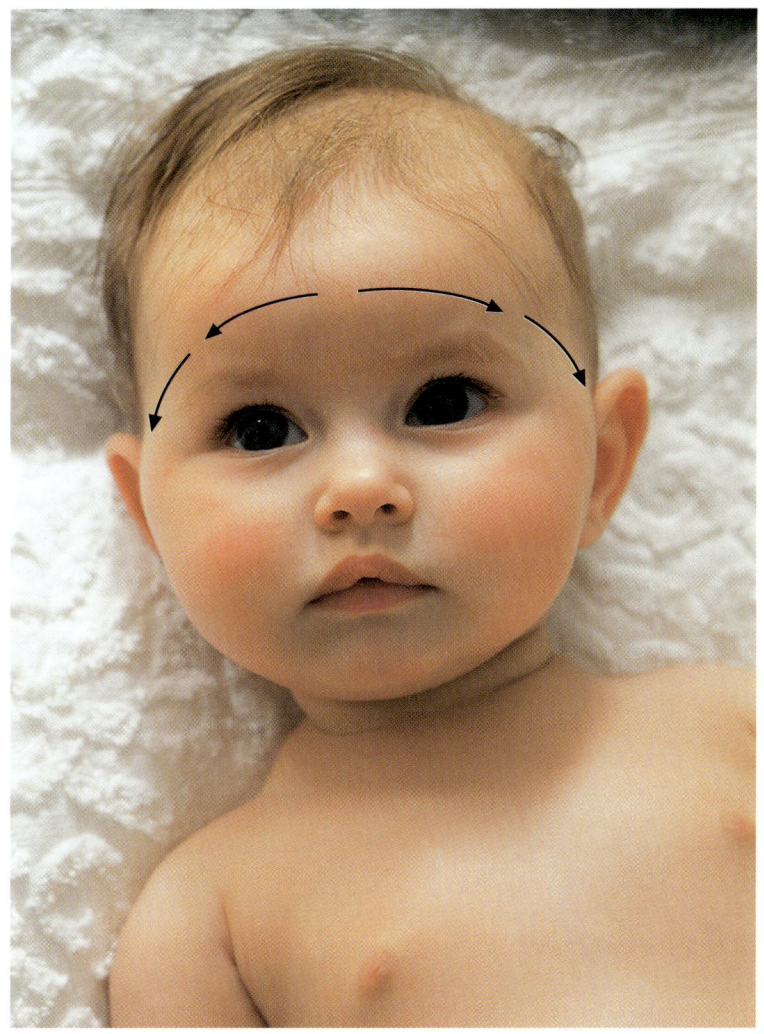

Dann streichen die Finger von der Stirnmitte aus vorsichtig nach außen zu den Schläfen und seitlich weiter bis zum Hinterkopf. Leboyer vergleicht dies ebenso wie die erste Brustmassage mit dem Ausstreichen eines offen vor Ihnen liegenden Buches und treffender und anschaulicher kann man es wohl nicht beschreiben.

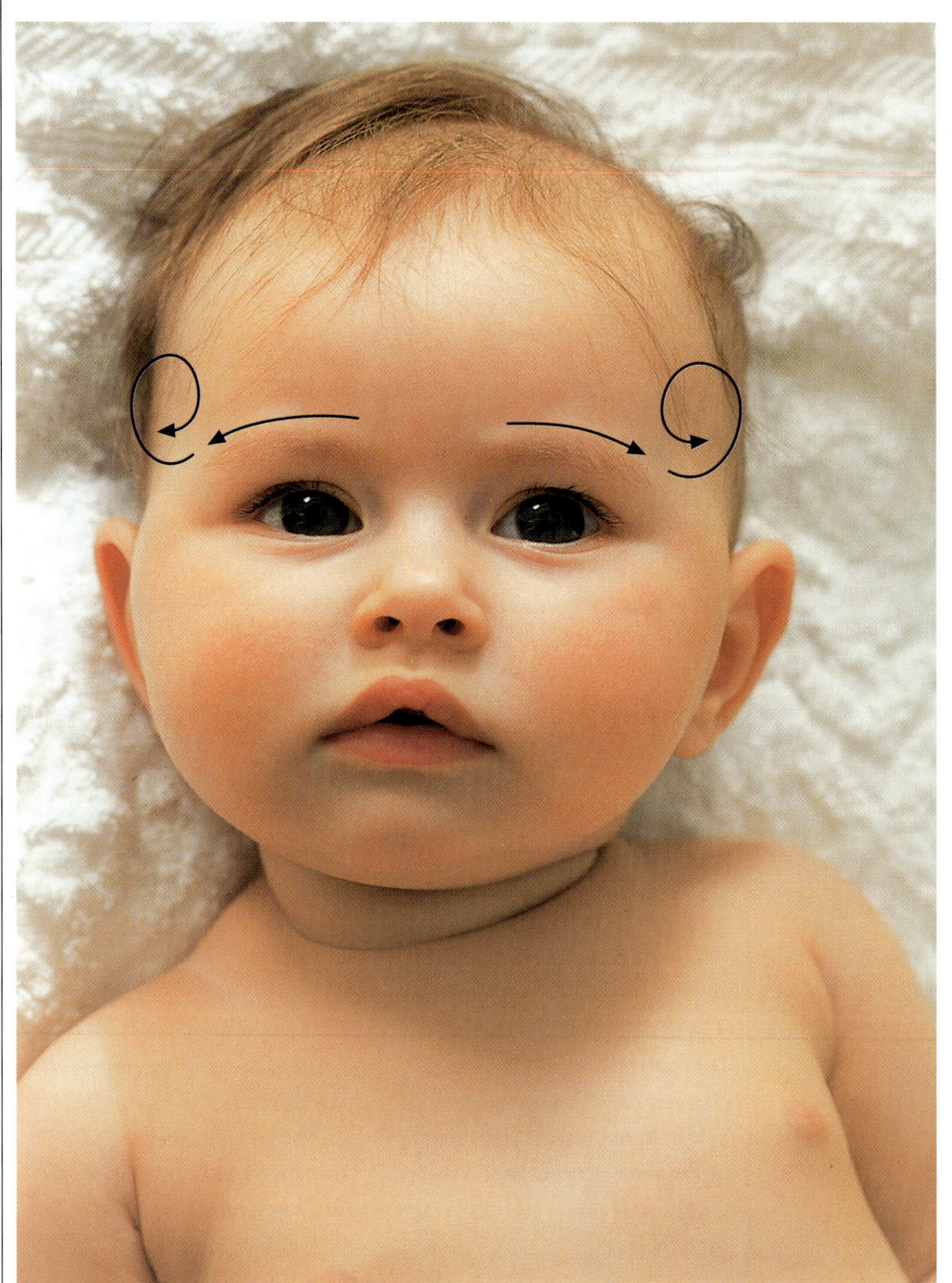

Mit ganz sanft aufliegenden Fingerspitzen zeichnen Sie nun die Linie der Augenbrauen nach und enden in leicht kreisenden Bewegungen an den Schläfen.

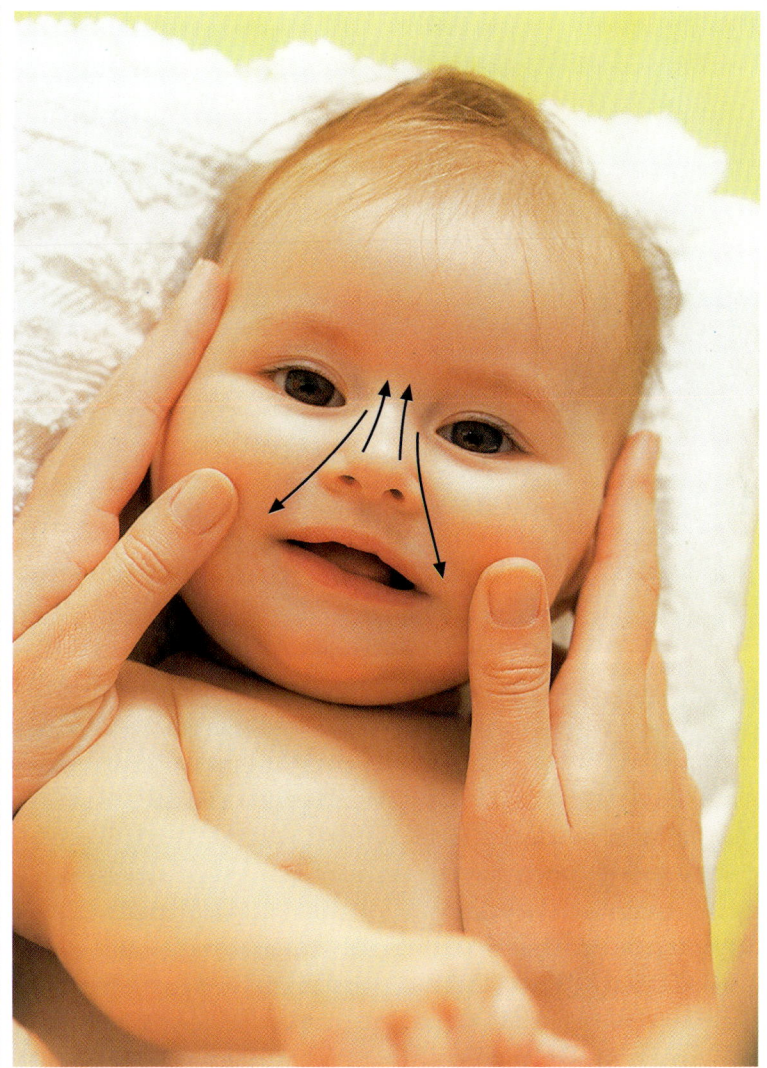

Nun gleiten Sie mit beiden Daumen, an den Nasenflügeln beginnend, rechts und links des Nasenrückens nach oben bis zur Nasenwurzel und dann abwärts über die Wangenknochen bis hin zu den Mundwinkeln.

Ziehen Sie diese sanft breit, als wollten Sie ein Lächeln auf das Gesicht Ihres Babys zaubern, und beginnen Sie dann wieder von vorn. Führen Sie die Bewegung ganz zart und liebevoll aus.

Ihre Hände wandern nun zu den Ohren. Beginnen Sie, mit zwei Fingern hinter den Ohren sanft in Richtung Kinn zu streichen, gleiten Sie dann über die Kieferknochen zu den Kiefergelenken und enden Sie vor den Ohren. Führen Sie diese Schleife einige Male aus.

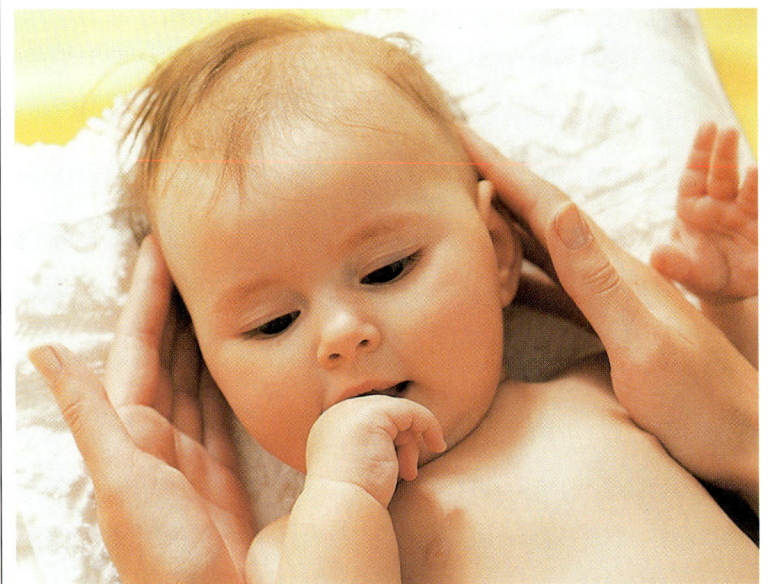

Beenden Sie die Gesichtsmassage, indem Sie noch einmal zärtlich von der Stirnmitte aus nach außen streichen.

Begleitende Übungen

Die Übungen, mit denen Sie die Massage beenden, tragen dazu bei, dass sich vielleicht noch vorhandene Spannungen lösen, die Beweglichkeit der Gelenke zunimmt, Bauchorgane massiert, Muskulatur und Wirbelsäule sanft gedehnt und damit eventuelle Blockierungen beseitigt werden. Wichtig ist, dass Sie sich für alles Zeit nehmen!
Bitte führen Sie die Beinübung und das Überkreuzen von Arm und Bein nur dann durch,

wenn die Hüftgelenke Ihres Kindes gesund sind. Sollten Sie sich nicht ganz sicher sein, halten Sie bitte Rücksprache mit Ihrem Arzt.
Alle Übungen werden zwei- bis dreimal wiederholt und sehr langsam ausgeführt. Bitte erzwingen Sie keine Übungen gegen den Widerstand Ihres Babys; versuchen Sie vielmehr durch sanfte Lockerungsübungen die Anspannung zu lösen.

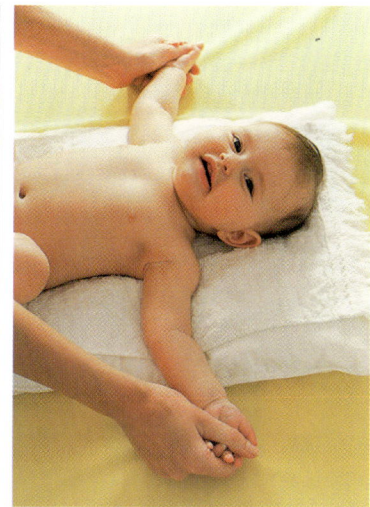

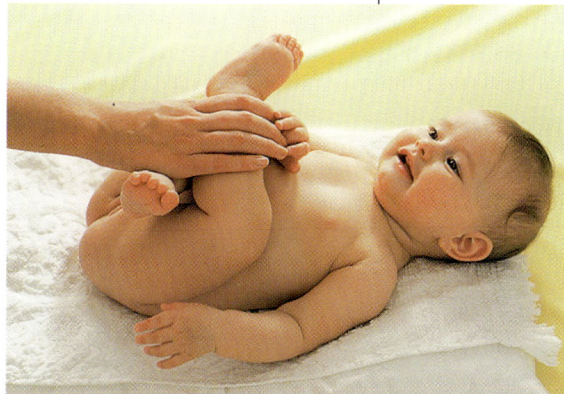

Legen Sie die Ärmchen zur Seite um sie anschließend so weit wie möglich über der Brust zu kreuzen. Bitte achten Sie darauf, dass die Arme abwechselnd überkreuzt werden, das heißt, einmal liegt der rechte Arm oben, dann wieder der linke.

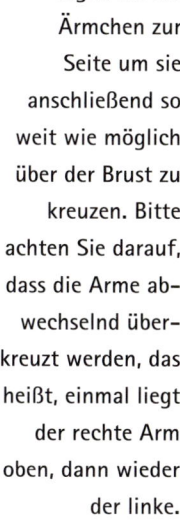

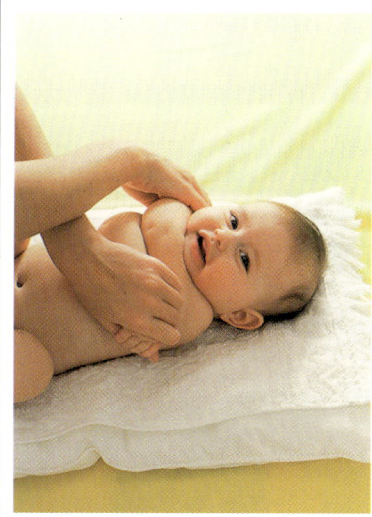

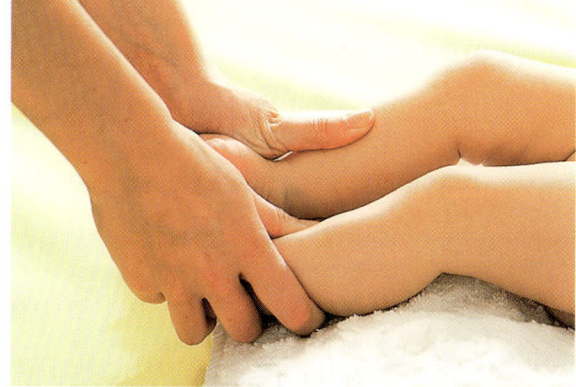

Nun wenden Sie sich den Beinen zu. Die Fußgelenke beziehungsweise Unterschenkel liegen locker in Ihrer Hand, und Sie überkreuzen die Beine Ihres Babys über dem Unterkörper um sie dann wieder langsam auszustrecken.

59

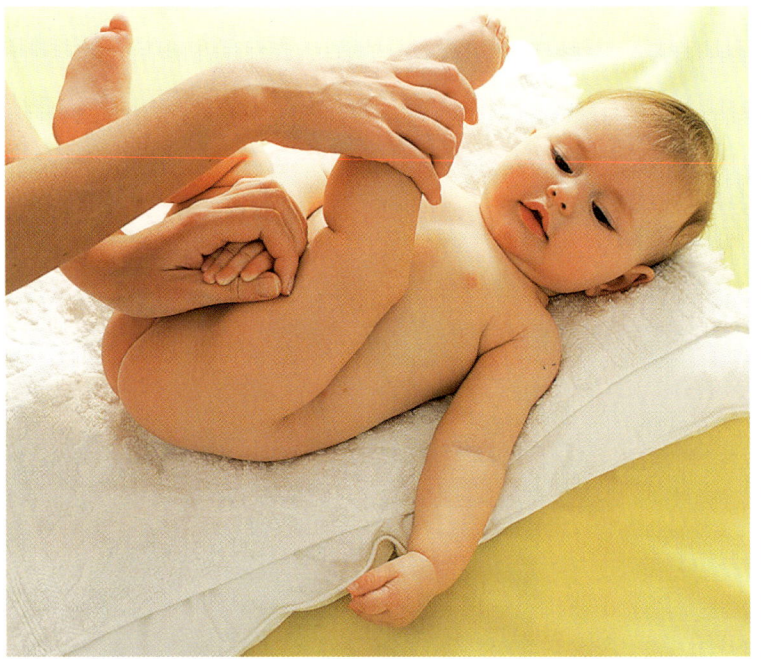

Jetzt umfassen Sie ein Handgelenk und das diagonal dazu liegende Fußgelenk Ihres Kindes und überkreuzen beide, wie aus dem Foto ersichtlich ist. Der Arm berührt dabei den Oberschenkel, das Füßchen die Schulter. Denken Sie bitte unbedingt daran, diese Übung auch mit dem anderen Arm und dem anderen Bein zu wiederholen.

Nehmen Sie Ihr Baby nun auf den Arm und streicheln Sie es. Besonders vorteilhaft wirkt sich ein Bad nach der Massage aus. Vielleicht möchten Sie es ja mit Ihrem Kind gemeinsam nehmen? Verwöhnen Sie sich und Ihr Kleines, indem Sie die angenehme, entspannende Wirkung des Wassers erleben, Kraft schöpfen, das Gefühl des Einsseins mit Ihrem Kind genießen, die Gedanken ein bisschen wandern lassen und durch das wohlig warme, den Körper sanft umspülende Wasser die Wirkung der Massage verstärken.

Babymassage auf einen Blick

Wirkungen

■ Aufbau einer noch engeren emotionalen Bindung zwischen Eltern und Kind
■ Intensivierung des Körperkontaktes und der Körpersprache
■ Anregung von Atmung, Kreislauf, Durchblutung und Stoffwechsel
■ Lösen von Verkrampfungen der Muskulatur und von Spannungen
■ Positive Beeinflussung der Verdauungsorgane
■ Beruhigung und Schlafförderung
■ Positive Beeinflussung eines Ungleichgewichts des Körpers und des Energieflusses

Anwendungsgebiete

■ Massage von Kopf und Gesicht: Beruhigung, Abbau von Spannungen, wirksam bei Erkältungen
■ Massage von Nacken, Schultern und Brust: Beruhigung, Anregung von Atmung, Durchblutung und Kreislauf
■ Massage von Armen und Händen: Stimulation der Muskulatur, Abbau von Verkrampfungen, Anregungen der Reflexzonen der Hände
■ Massage von Brust und Bauch: Anregung der Verdauungsorgane, Lösen von Blähungen und Krämpfen
■ Massage von Beinen und Füßen: Stimulation der Muskulatur, Abbau von Verkrampfungen, Linderung von Schmerzen in Wachstumsphasen, Anregung der Reflexzonen der Füße
■ Massage von Rücken und Po: Starke Beruhigung, Lösen von Verkrampfungen und Spannungen der Muskulatur, Anregung der Atmung, Schlafförderung

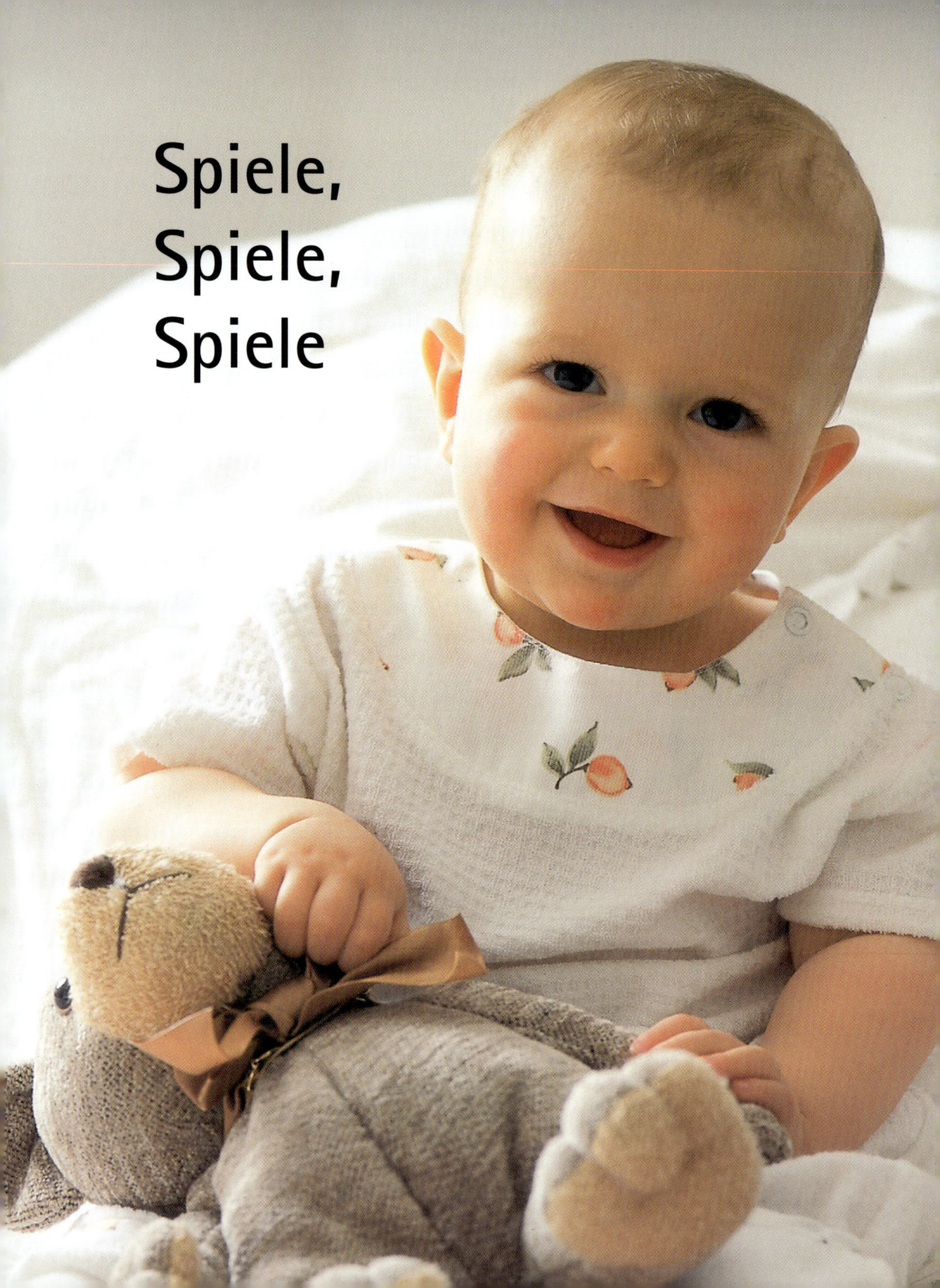

Spiele,
Spiele,
Spiele

Einsatzmöglichkeiten im 1. – 3. Lebensmonat

Visuelle Reize

Zunächst erschließen Babys ihre Umgebung hauptsächlich mit den Augen, ihr Bedürfnis nach Geborgenheit und Berührung wird über den Körperkontakt zu den Eltern gestillt. Das Sehvermögen des Babys ist anfänglich noch eingeschränkt und wird sich erst im Laufe der Zeit entwickeln. Deshalb ist es sehr wichtig, dass Sie visuelle Reize den Fähigkeiten Ihres Kindes anpassen. Gegenstände, die im Abstand von 25 – 40 Zentimetern in seinem Gesichtskreis erscheinen, wird es schon bald nach der Geburt fixieren. Lassen Sie während der Wachphasen Ihres Kindes immer wieder Gegenstände in seinem Gesichtsfeld erscheinen, die es genau betrachten kann. Denken Sie daran, dass Sie, wie auch auf Seite (83) gesagt, klar umrissene Formen auswählen, die farbig sein sollten und möglichst Geräusche von sich geben. Bewegen Sie diese Gegenstände zunächst langsam nach rechts und nach links, später nach allen Richtungen. Dabei wird Ihr Baby diese Dinge für eine kurze Zeit fixieren und mit den Augen verfolgen. Das größte Interesse wird jedoch anfänglich immer ein Gesicht (mit zunehmendem Alter wird das Baby vorrangig die Gesichter anlächeln, die es kennt, doch zunächst wird jedes Gesicht freudig begrüßt) auslösen!

Bereits in den ersten Wochen leistet ein Mobile hervorragende Dienste, das – bei eingebauter Spieluhr – nicht nur den Augen, sondern auch den Ohren viele Anregungen bietet. Eine im Blickfeld des Kindes angebrachte Stange oder ein breites Band, an dem verschiedene (nicht zu viele!) Spielsachen hängen, kann von großem Wert sein. Die Spielsachen sollten hin und wieder ausgetauscht werden.

Bewegungsreize

Zunächst wird Ihr Baby die Gegenstände in seinen Wachphasen fixieren. Ungezielte Bewegungen seiner Arme und Händchen können dazu führen, dass es sie gelegentlich berührt und damit in Bewegung versetzt. So können Sie Ihr Kind auch auf eine nächste Entwicklungsstufe vorbereiten, ihm Anregung geben. Warten Sie aber bitte ab, bis Ihr Kind von sich aus bereit ist den nächsten Schritt zu tun. Wenn Sie seine Entwicklung genau beobachten, werden Sie die Veränderungen schnell bemerken und können dann zum richtigen Zeitpunkt helfend und fördernd eingreifen, indem Sie die Bemühungen des Babys liebevoll und konsequent unterstützen.

Ihr Kind wird aufgeregt und mit verstärkter Motorik reagieren, wenn es zum ersten Mal bemerkt, dass sich Dinge bewegen, wenn man sie berührt. Diese Erfahrung wird es nun vertiefen, bewusst einsetzen und so nach und nach mit viel Übung das bewusste Greifen erlernen. Um die Wahrnehmungsfähigkeit Ihres Kindes zu schulen, sollte seine Bewegungs – und Sichtfähigkeit nicht eingeschränkt werden. Während der Wachphasen ist es auf der Krabbeldecke oder im Ställchen viel interessanter als im Bettchen. Sie werden erstaunt sein, wie interessiert sich Ihr Kind im Raum umschaut, wie seine Blicke Ihnen folgen, wenn Sie sich hin und her bewegen.

Akustische plus visuelle Reize

Bitte sprechen Sie in diesen Situationen immer mit Ihrem Baby, denn der Klang Ihrer Stimme ist ihm vertraut und beruhigt es auch dann, wenn Sie sich aus seinem Blickfeld heraus bewegen. Außerdem sollen sein Gehör geschult und die Fähigkeit, Geräusche zu lokalisieren, gefördert werden. Es ist bekannt, dass Kinder verhältnismäßig hohe Stimmen lieben. Ganz automatisch hebt man die Stimmen, wenn man mit einem Baby spricht, und ist sich in dem Moment gar nicht bewusst instinktiv das Richtige zu tun. Schon sehr früh kann Ihr Kind Ihre Stimme von fremden Stimmen unterscheiden und wird Ihnen unbedingt den Vorzug geben.

Sprechen und singen Sie mit Ihrem Kind sooft als möglich, denn nur so kann es nach und nach seine Sprache entwickeln. Motivieren Sie Ihr Baby, dass es seinen Kopf in die Richtung wahrgenommener Geräusche dreht – sprechen Sie es immer wieder aus unterschiedlichen Positionen (zunächst von rechts und links, da es mit etwa drei Monaten in der Lage ist das Köpfchen über 190° zu drehen und so wahrgenommenen Geräuschen mit dem Kopf zu folgen, später auch aus einer Position hinter dem Kind) heraus an oder lassen Sie die Geräusche eines Spielzeugs aus unterschiedlichen Richtungen ertönen. Beginnen Sie damit, dass Sie rechts neben dem Köpfchen ein Geräusch machen, warten Sie ein bisschen, damit Ihr Baby sich voll auf den Gegenstand konzentrieren und ihn mit den Augen fixieren kann. Dann führen Sie ihn langsam über die Mitte zur anderen Seite des Kopfes. Geben Sie Ihrem Kleinen viel Zeit, diese Bewegung zu verfolgen und sein Köpfchen in die entsprechende Richtung zu drehen.

Überfordern Sie Ihr Kind nicht

Erwarten Sie bitte zunächst nicht, dass das Baby nun intensiv und lange auf dieses Spiel eingeht, denn damit wäre es sicher überfordert. Mag das eine Kind auch voller Begeisterung seine Blicke immer wieder auf den Gegenstand richten, so kann ein anderes Baby seinen Blick bald abwenden, nachdem es das entsprechende Spielzeug intensiv fixiert hat. Ein Zeichen, dass es Zeit ist mit dieser Art Beschäftigung aufzuhören und dem Kind eine ausgedehnte Ruhepause zu gönnen.

Die „tönenden Handschuhe"

Liebkosen Sie Ihr Baby, streicheln Sie es, wiegen Sie es hin und her und singen Sie ein beruhigendes Liedchen. Im Kapitel über die Babymassage (siehe Seite 28) hatten wir festgestellt, dass Kinder bereits in diesem Alter bestimmte Reime und Lieder bevorzugen und Ihnen auch unmissverständlich zu verstehen geben, welche Lieder sie hören möchten und welche nicht.

Bald werden Sie merken, dass Ihr Kind Ihnen „antwortet". Es werden Laute gebildet, indem verschiedene Buchstaben aneinandergereiht werden, die dann zum Beispiel wie „di", „we", „gr" klingen. Diese „Übungen" sind wichtig, denn im Wechsel von Hören und Sprechen entwickelt Ihr Baby die Sprache.

Die so genannten „tönenden Handschuhe" sind eine weitere sinnvolle Einsatzmöglichkeit, die Koordination zwischen bewusster Bewegung, Sehen und Hören zu fördern. Man kann sie ganz leicht selbst herstellen, indem man an ein Paar Fausthandschuhe kleine Glöckchen näht und dem Kind diese Handschuhchen anzieht. Aber bitte nicht übertreiben! Immer wieder braucht Ihr Baby lange Ruhepausen. Und sicher gibt es auch Tage, an denen Ihr Kind nicht dazu aufgelegt ist mit Gegenständen zu spielen, die Geräusche verursachen. In so einem Moment fühlt sich Ihr Kind vielleicht viel wohler, wenn Sie ihm einfach nur ein Tuch zum Schmusen und Kuscheln geben.

Materialien „begreifen"

Unterschiedliche Materialien (eine Windel, ein Taschentuch, einen Schal usw.) zu betasten, zu „begreifen" sollte grundsätzlich mit in die spielerische Beschäftigung aufgenommen werden. So lässt sich ein dünnes Tuch oder eine Windel wunderbar zum „Kuckuck-Spiel" einsetzen. Sie legen das Tuch über das Gesicht Ihres Babys, ziehen es weg und rufen dabei „Kuckuck". Sie werden feststellen, dass dieses Spiel Ihrem Kind gefällt. Bitte beachten Sie aber, dass es in diesem Alter noch nicht in der Lage ist sich selbst bewusst von dem Tuch zu befreien!

Einsatzmöglichkeiten im 4. – 6. Lebensmonat

Bewegungs-entwicklung

Ihr Kind hat in diesem Alter zunehmend ausgeprägte Wachphasen, in denen es Ihre Aufmerksamkeit und Zuwendung voll beansprucht. Sie werden erstaunt feststellen, wie rasant Babys Entwicklung fortschreitet. Waren vor kurzem die Bewegungen der Ärmchen und Hände noch ungezielt, so werden sie jetzt doch zunehmend zielgerichteter. Ihr Kind macht die Erfahrung, dass es in der Lage ist, Gegenstände bewusst in Bewegung zu versetzen, wenn es sie berührt, und dass verschiedene dieser Gegenstände dabei Geräusche verursachen. Dies wird mit besonderer Freude registriert und immer wieder erprobt. Die Aktivitäten Ihres Babys weiten sich mehr und mehr aus.

Koordination fördern

Die Koordination zwischen Augen und Händen wird durch zielgerichtetes Üben gefördert und gefestigt. Wenn Sie Ihrem Kind ein Spielzeug vor Augen halten, wird es zunächst seine Augen darauf fixieren und dann gezielt seine Hände ein-

Die Hände werden nun zielgerichtet eingesetzt um einen Gegenstand zu ergreifen.

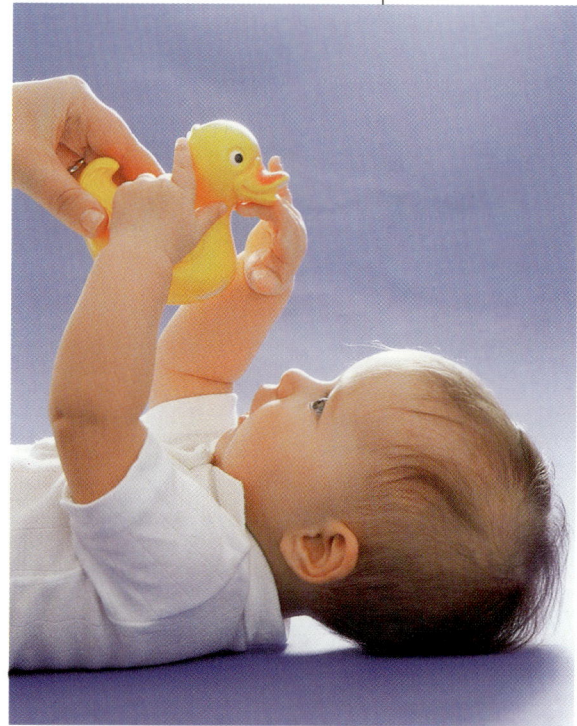

67

setzen um den Gegenstand zu ergreifen. In diesem Alter wandern dann alle Gegenstände umgehend in den Mund und werden auf diesem Wege ertastet und erfahren. Bitte denken Sie aus diesem Grunde also stets daran, dass Sie Ihrem Kind Gegenstände geben, mit denen es sich nicht verletzen kann, die weder spitz noch scharfkantig, weder zu klein (Erstickungsgefahr!) noch zerbrechlich sind!

Wahrnehmung des eigenen Körpers

Viel Zeit verbringt Ihr Kind jetzt damit, nicht nur seine nähere Umgebung sondern auch seine Hände und Füße zu erkunden, also seinen eigenen Körper wahrzunehmen und zu entdecken. Dabei werden die Berührungen der Hände zunächst eher zufällig, dann bewusster sein: Eine Hand er-

Hände und Füße werden erkundet.

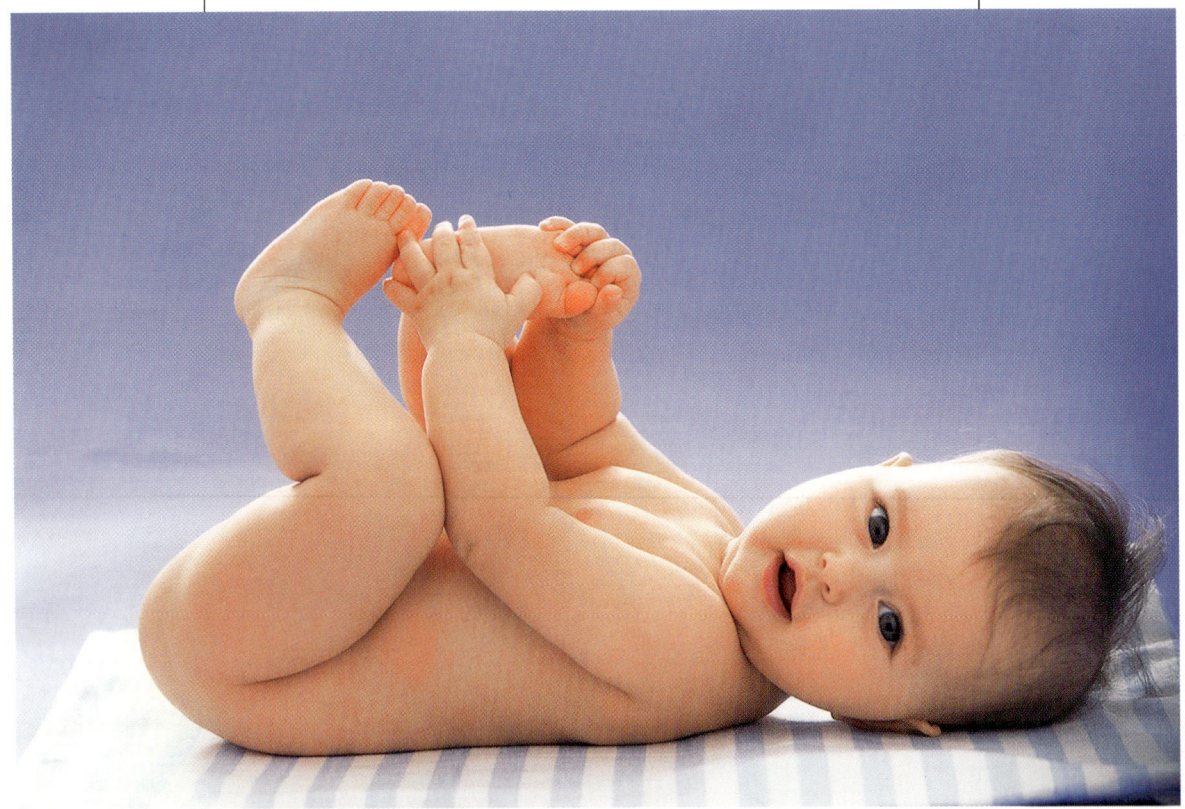

greift die andere, Ihr Baby dreht sie hin und her und schaut fasziniert darauf. Als nächstes „Spielobjekt" werden die Beine eingesetzt. Mit den Händen ergreift das Kind einen Fuß, zieht diesen in seinen Gesichtskreis und betrachtet ihn aufmerksam, ehe dann auch ein Zeh im Mund landet, um dort erkundet zu werden. Mit zunehmender Körperkontrolle gelingt es Ihrem Kind immer besser gezielt zu greifen oder festzuhalten, Geräusche auszulösen oder zu lokalisieren. Wenn es den ersehnten Gegenstand endlich in der Hand hält, wird es jauchzend und mit aufgeregten Bewegungen seine Freude darüber kundtun. Dabei kann man durchaus wieder Vorlieben für den einen oder anderen Gegenstand erkennen, den das Kind dann ungern aus der Hand gibt. Im Allgemeinen ist jedoch jede Abwechslung zunächst einmal interessant und der betreffende Gegenstand wird von allen Seiten untersucht.

Das Wegwerfspiel

Prinzipiell lässt sich dieses Spiel auf viele Gegenstände ausweiten, die Sie mit einem Band versehen und dann zum Beispiel am Gitter des Bettchens, des Ställchens oder am Kinderwagen befestigen; Kinder sind stets begeistert davon, die verschiedensten Dinge aus Wagen, Bett oder Ställchen zu werfen. Durch lebhafte Gestik wird Ihr Baby Sie dann normalerweise auffordern, alles aufzuheben und ihm wiederzugeben – um anschließend nichts Eiligeres zu tun zu haben, als die Sachen in hohem Bogen wieder nach draußen zu befördern. Da dieses Spiel – je nach Dauer – für die Eltern mitunter recht nervenaufreibend sein kann, ist die Variante mit dem Band sehr hilfreich. Lassen Sie Ihr Kleines jedoch bei derartigen Spielen bitte nie ohne Aufsicht.

Spielgerät Luftballon

Einen guten Dienst können Luftballons erweisen, die man zum Beispiel mit ein paar Linsen, Erbsen oder Reiskörnern füllt und nur so weit aufpustet, dass die Kinder sie gut greifen und in der Hand halten können, ohne dass sie auch bei einem etwas wilden Spiel des Babys kaputtgehen. Wenn Sie auf den Ballon noch ein Gesicht malen, wird dies Ihrem Kind zusätzliche Freude bereiten. Viele Kinder zeigen ihre Begeisterung durch lautes Jauchzen und sie beschäftigen sich außergewöhnlich lange mit einem derartigen Luftballon. Einem etwas älteren Kind kann man gleichzei-

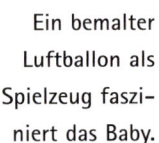

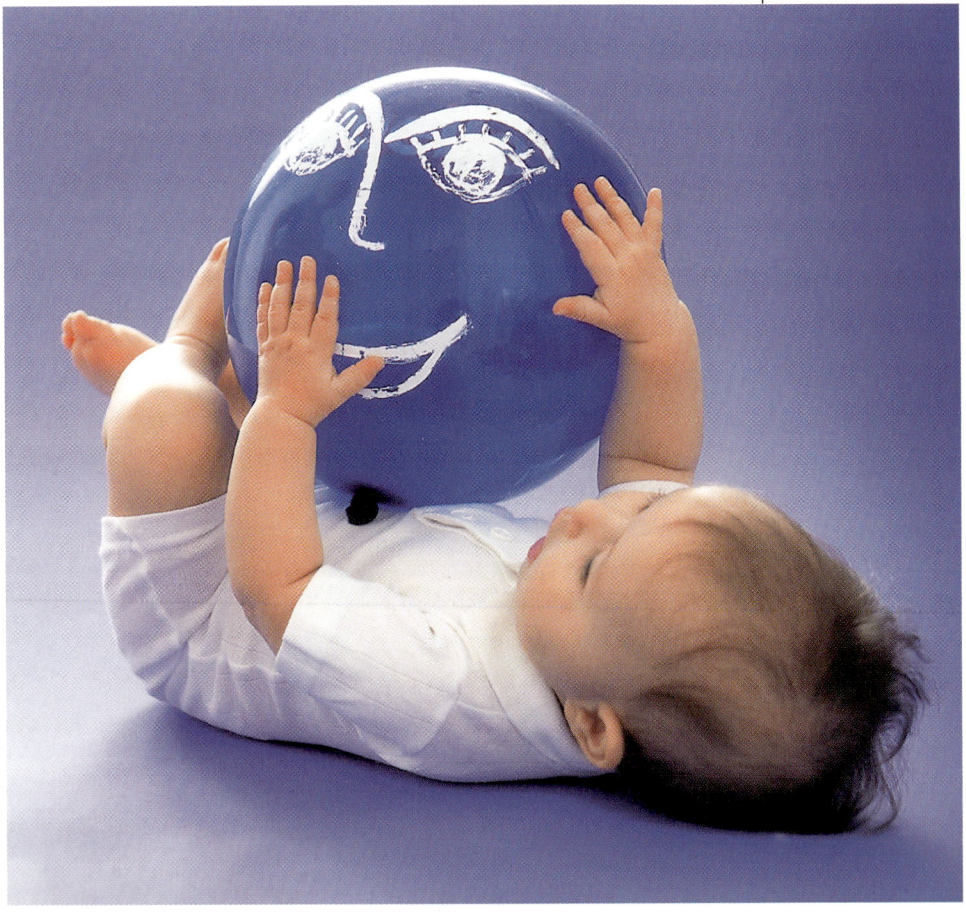

Ein bemalter Luftballon als Spielzeug fasziniert das Baby.

70

tig eine wertvolle Erkenntnis vermitteln, wenn man den Ballon mit einem Band zum Anfassen versieht: Wenn es an der Schnur zieht, bewegt sich der Ballon auf das Kind zu. Die Erkenntnis von Ursache und Wirkung ist ungeheuer wichtig für Ihr Baby und wird dann auch in steigendem Maße eingesetzt werden.

Geräuschquellen orten und erkennen

Zunehmend wird Ihr Kind jetzt Geräuschquellen aus unterschiedlichen Positionen orten. Wenn Ihr Baby auf einer Krabbeldecke liegt, können Sie Spielsachen, die Geräusche von sich geben (Rasseln, Spieluhren, eine mit Erbsen gefüllte Plastikflasche usw.) dazu benutzen sein Gehör zu schulen. Verfahren Sie zunächst so, wie auf Seite 64 beschrieben, damit Sie die Aufmerksamkeit Ihres Kindes auf den entsprechenden Gegenstand lenken. Nun lassen Sie die Geräusche aus den unterschiedlichsten Richtungen kommen – halten Sie das Spielzeug hinter Ihr Kind, lassen Sie es hinter Ihrem

Rücken, hinter einem Kissen, einem Karton usw. erklingen – und beobachten Sie Ihr Kleines. Sicher wird es den Kopf in die Richtung der Geräuschquelle drehen.

Lieder und Reime

Wenn wir bereits von der Bedeutung, die Lieder oder Reime auf die Entwicklung Ihres Kindes ausüben, gesprochen haben (siehe Seite 28), so trifft dies nun in zunehmendem Maße zu. Man kann auch in Krabbelgruppen immer wieder erleben, wie positiv und beruhigend Lieder wirken, wenn Kinder unruhig oder müde werden. Nehmen Sie Ihr Kind häufig in Ihre Arme, schaukeln Sie es hin und her, und summen Sie leise eine Melodie – das baut Spannungen ab, harmonisiert und fördert das seelische Gleichgewicht. Lieder oder Reime, bei denen das Baby zusätzlich gekitzelt oder gestupst wird, sind besonders begehrt, da Ihr Baby voller Spannung auf den Moment wartet, wenn es Ihr Finger piekst.

Einsatzmöglichkeiten im 7. – 9. Lebensmonat

Spielen wird immer wichtiger

Der Lebensraum Ihres Babys erweitert sich sprunghaft zu dem Zeitpunkt, da es sich allein vom Rücken auf die Seite und auf den Bauch dreht und zu robben und zu krabbeln beginnt. Lassen Sie Ihr Kind häufig frei spielen, wobei Sie aber immer ein Auge auf die Aktivitäten haben sollten, die es entfaltet. Bitte engen Sie es nicht so ein, dass es sich nur im begrenzten Raum des Ställchens aufhalten kann. Der Entdeckungsdrang ist groß und sollte unter keinen Umständen gebremst werden. Ihr Baby sollte die Möglichkeit haben unter Ihrer Anleitung Erfahrungen zu sammeln. Auf diese Weise unterstützen Sie den Lern– und Reifeprozess positiv und verhelfen Ihrem Kind zu Sicherheit und zu Erfolgserlebnissen, die sein Selbstwertgefühl stärken und zu neuen Lernschritten anregen.

Die Spielmaterialien

Das Material, das Sie Ihrem Kind zum Spiel anbieten, sollte nun auf unterschiedliche Stoffe ausgedehnt werden: verschiedene Papierarten (achten Sie darauf, dass kein Zeitungspapier dabei ist, da die Druckerschwärze giftig ist!), Stoffe, Spielzeug zum Ziehen und Schieben, Bilderbücher mit großen Einzelmotiven, Spiegel, erste große Gefäße zum Ineinanderstecken. Bieten Sie Ihrem Kind zum Beispiel im Wechsel knisternde Tüten, Seidenpapier, Küchenrollen, Papiertaschentücher oder Packpapier an, und beobachten Sie sein Verhalten. Welches Material interessiert das Baby am meisten? Nach welchem greift es vorzugsweise? Welches fesselt es am längsten? Bitte bedenken Sie, dass Kinder dabei immer noch Gegenstände über den Mund „erfahren". Lassen Sie Ihr Kind deshalb nie unbeobachtet. Geringe Mengen Papier, die das Kind unter Umständen kaut und schluckt, sind sicher unproblematisch, doch es besteht immer die Gefahr, dass sich Ihr Kleines verschluckt.

Papier ist so vielfältig und so unterschiedlich, dass es nie langweilig wird damit zu spielen. Es knistert, man kann es zu einem ganz kleinen Ball zusammendrücken und wieder auseinander ziehen, es ist dick oder dünn und dementsprechend fest oder weniger fest, man kann es zerreißen, man kann sich dahinter verstecken und wenn man darauf herumkaut, wird es ganz nass und weich – einfach ein ideales Material.

Für die Entwicklung der Sensorik des Kindes ist es unerlässlich, dass es frühzeitig mit vielfältigen Materialien vertraut gemacht wird. Bitte geben Sie ihm die Möglichkeit die verschiedensten Stoffe zu erkunden und zu ertasten. Lassen Sie es weiche Tücher, Holz, Glas, Kunststoff, Flüssigkeiten, Erde, Gras, Blätter, das Fell eines Tieres, Steine usw. berühren und auf diesem Wege Unterschiede kennen lernen. Es wird dabei feststellen, dass sich die einzelnen Stoffe ganz verschieden anfühlen: hart, weich, glatt, rau, kalt, warm. Schließlich wird es unterschiedliche Dinge gleichzeitig einsetzen und erstaunt bemerken, dass es damit Klangeffekte erzielen kann, ein wichtiger Schritt für den Koordinationsprozess von Hören, Sehen und Greifen.

Erweiterter Bewegungsspielraum

Da der Bewegungsspielraum Ihres Kindes sich durch seine Fähigkeit seinen Standort durch Rollen, Kriechen und Krabbeln zu verändern stark vergrößert hat, kann man das Spiel der Identifizierung von Klangquellen nun dementsprechend erweitern. Lenken Sie zunächst wieder, wie schon beschrieben, die Aufmerksamkeit Ihres Babys auf den entsprechenden Gegenstand. Dann führen Sie ihn langsam um Ihr Kind herum. Dreht es sich danach um? Halten Sie ihn nun hinter Ihren Rücken, hinter einen Vorhang, hinter ein Buch, einen Karton usw. Kriecht Ihr Kind hinterher, folgt es so der Geräuschquelle? Ein Ball, der unter den Tisch rollt, ein Auto, das in einen Karton fährt, oder Ähnliches, sind für das Kind Herausforderungen.

Die Wahrnehmung intensivieren

Eine weitere Möglichkeit, die Wahrnehmung Ihres Babys im Spiel zu intensivieren, besteht darin, dass Sie ihm sein Lieblingsspielzeug zeigen und es dann vor seinen Augen unter einem Tuch, einem Glas oder einer Schachtel verstecken. Ermutigen Sie Ihr Kind das Spielzeug zu suchen. Wenn es nicht gleich auf Anhieb gelingt, verlieren Sie bitte nicht die Geduld und setzen Sie dieses Spiel in Abständen immer wieder ein. Es fördert die Konzentration und die Koordinationsfähigkeit zwischen Auge und Hand sowie die Körperbeherrschung. Ihr Kind signalisiert bei derartigen Spielen, wann es keine Lust mehr hat, indem es einfach wegschaut und Sie seine Aufmerksamkeit nicht mehr fesseln können.

Einsatzmöglichkeiten im 10. – 12. Lebensmonat

Der Bewegungsdrang

Ausgeprägte Wach- und Spielphasen erfordern Ihre ganze Aufmerksamkeit und Ihren Einsatz. Durch weiterhin zunehmende Mobilität (Ihr Kind entwickelt sich vom Vierfüßler zum Zweifüßler) hat sich der Aktionsradius Ihres Babys enorm erweitert. Unterstützen Sie seinen Bewegungsdrang, indem Sie gezielt Spiele einsetzen, bei denen das Kind zum Krabbeln angeregt wird. Ein Ball ist faszinierend: Man kann ihn anstupsen und er setzt sich in Bewegung; man kann ihn mit beiden Händen aufnehmen und wieder fallen lassen; man kann ihn werfen und hinterherkrabbeln. Es bieten sich viele Möglichkeiten ihn in verschiedene Spiele einzubeziehen.

so sollten Sie in der Wiederholung zusätzlich die entsprechende richtige Bezeichnung benutzen ohne aber Ihr Kind ständig zu verbessern und zu korrigieren.

Sozialisierung und Sprachentwicklung

Den Sozialisierungsprozess kann man fördern, indem das Spiel „geben und nehmen" geübt wird. Gleichzeitig wird dabei die Sprachentwicklung Ihres Babys unterstützt, indem Sie die betreffenden Objekte, die Sie Ihrem Kind reichen, gezielt benennen („Schau mal, ich gebe dir einen Ball." – „Bitte, gib mir den Ball wieder!"). Machen Sie Ihr Kind bei Spaziergängen auf die unterschiedlichsten Dinge aufmerksam, wobei Sie auch da bitte immer die richtige Bezeichnung einsetzen und sie auch wiederholen – nur so kann das Kind seine Sprache üben. Wenn Ihr Baby zunächst Wörter einsetzt, die aus Eigenschaften verschiedener Dinge resultieren (Hundgebell klingt nun einmal wie wau-wau, das Ticken einer Uhr wie tick-tack),

Körpererfahrung weiterentwickeln

Viel Freude bereitet Kindern dieses Alters das Spiegel-Spiel. Spiegel bieten sehr früh faszinierende Einsatzmöglichkeiten. Zunächst kann man bei einem jungen Säugling einen kleinen Spiegel so über dem Bettchen anbringen, dass Lichtteffekte entstehen. Später kann das Baby sich selbst, seine Bewegungen und seine Mimik darin verfolgen. Für die Körpererfahrung sind Spiegel ein ganz wichtiges Hilfsmittel. Setzen Sie sich mit Ihrem Kleinen vor einen großen Spiegel und gehen Sie auf „Entdeckungsreise". Zeigen Sie dabei auf seine Augen, sein Näschen, seinen Mund usw. und benennen Sie diese Körperteile. Wiederholen Sie dies in gleicher Reihenfolge an Ihrem Körper. Setzen Sie unterschiedliche Mimik ein und Sie werden bald feststel-

75

len, dass Ihr Baby Sie nach-
ahmt. Es wird versuchen die
Gesichter im Spiegel anzufas-
sen, zu „begreifen" – immer
wieder zwischen Ihnen und
dem Spiegelbild hin- und her-
schauend.

Der Körpererfahrung kommt
nun immer mehr Bedeutung
zu. Kinder beginnen früh damit ihren Körper zu entdecken,
ohne sich am Anfang bewusst
zu sein, dass die Zehen, die ja
„so gut schmecken", zum eigenen Körper gehören. Das Kör-
perbewusstsein sollte nun intensiviert werden, indem man
gemeinsam das Gefühl für den
Körper entwickelt und die einzelnen Körperteile benennt.
Setzen Sie sich mit Ihrem Kind
in eine Kuschelecke und spielen Sie das Spiel: Komm, wir
geh'n jetzt auf die Reise – gib
mir deine Hand. Wir gehen
nun die Haare streicheln, das
Näschen kitzeln, die Ohren
reiben, die Äuglein streicheln,
den Mund berühren usw.
Ungeahnte Einsatzmöglichkeiten bieten Seifenblasen, die
sich buntschillernd durch den
Raum bewegen. Mit staunen-
den, großen Augen schauen
die Kinder hinterher und versuchen, diese bunten Gebilde
zu berühren und zu fangen –

eine sehr effektvolle Übung für
die Auge-Hand-Koordination.
Erste Pusteübungen fördern
die Muskulatur, die beim Atmen und zur Lautbildung
benötigt wird – eine wichtige
Vorübung für das Sprechen.
Zeigen Sie Ihrem Kind zu-
nächst, wie Sie pusten, und
animieren Sie es Ihnen dies
nachzutun. Pusten Sie langsam
und lang anhaltend oder kurz
und scharf; pusten Sie Seifenblasen (oder auch Luftballons)
durch den Raum, pusten Sie in
die Hand Ihres Kindes und zeigen Sie ihm, wie man eine Fe-
der oder einen Wattebausch
von der Hand pustet. Wenn Ihr
Kind dann selbst derartige Versuche unternimmt, werden Sie
bemerken, dass es ihm leichter
fällt ganz kurz und kräftig zu
pusten als sanft und lang anhaltend. Kinder sind in diesem
Alter noch nicht in der Lage
langsam und dosiert zu pusten.
Später können Sie gemeinsam
Kerzen auspusten, was sehr
viel Spaß macht. Hat das Kind
bei dieser Beschäftigung einmal Erfolgserlebnisse erzielt,
kann es zu einem unendlichen
Spiel werden die Kerze immer
wieder anzuzünden und aus-
zupusten. Bitte lassen Sie Ihr
Kind dabei nicht eine Minute

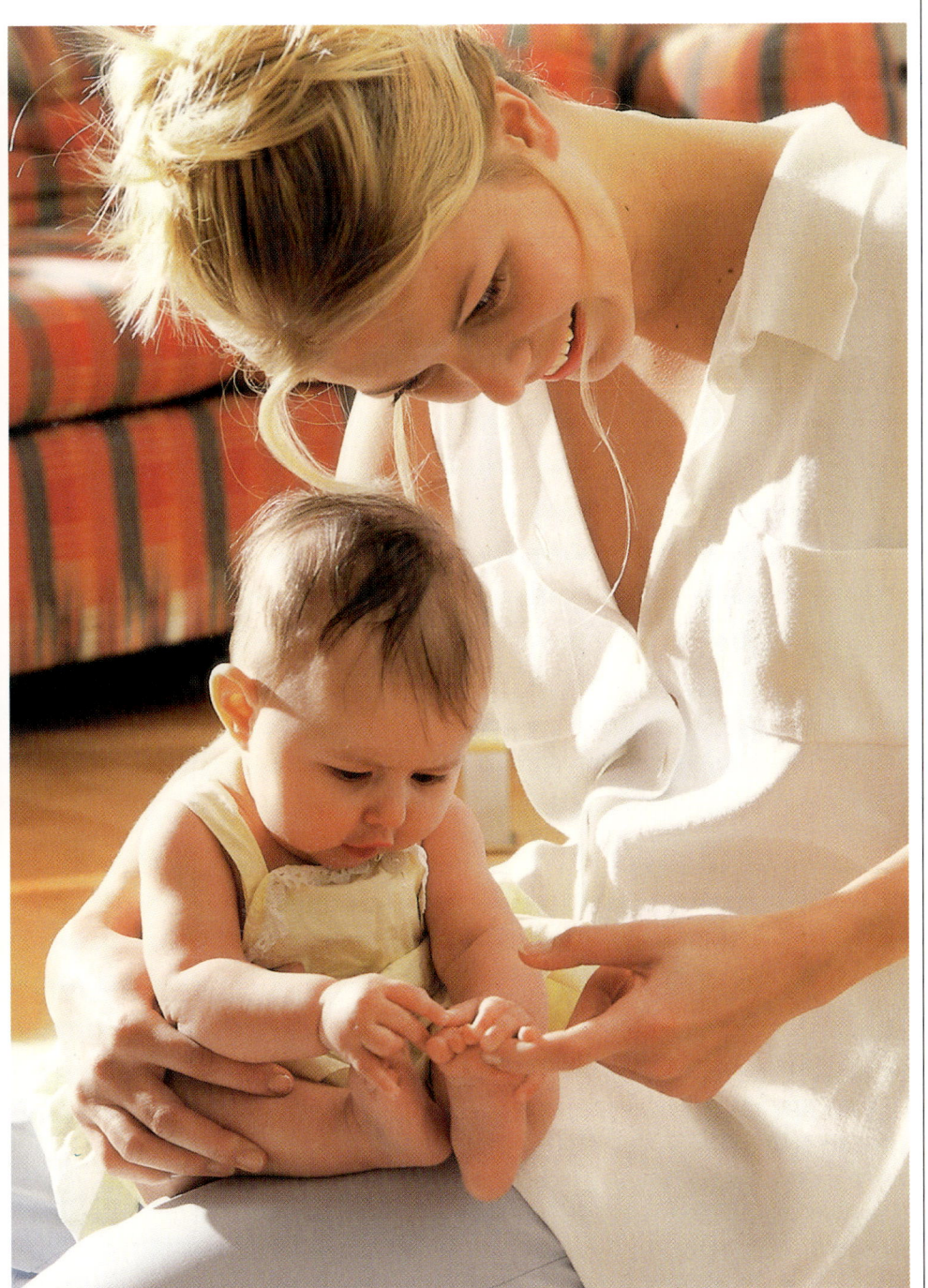

Intensive Be-
rührungen des
eigenen Körpers
dienen der
Körpererfahrung.

unbeaufsichtigt und legen Sie Streichhölzer oder Feuerzeuge immer an eine für das Kind unerreichbare Stelle!

Koordination fördern

Bieten Sie Ihrem Baby jetzt zunehmend an mit Gegenständen zu hantieren, die es ineinander schachteln oder in andere Dinge hineinlegen kann. Dabei eignen sich eine Schüssel, ein Karton, ein Eimerchen, Plastikbecher und Gefäße unterschiedlicher Größe ebenso gut wie speziell für diese Beschäftigung vorgesehenes Spielzeug (zum Beispiel Ringpyramiden oder die sowohl zum Turmbau als auch zum ineinander schachteln gut einsetzbaren Stapelgefäße). Hände und Augen arbeiten dabei koordiniert zusammen und Ihr Kleines ist oft über einen langen Zeitraum hinweg damit beschäftigt immer wieder neue Gegenstände in ein Gefäß zu legen und sie wieder herauszunehmen. Helfen Sie ihm dabei, wenn es Stapelgefäße ineinander stecken möchte, da dies anfänglich oft ein schier unlösbares Problem darstellt und leicht zu Frust führt. Bauen Sie Ihrem Kind einen

Turm, den es zunächst mit großer Begeisterung schneller umwerfen wird, als Sie ihn wieder aufbauen können, signalisierend, dass dieses Spiel von vorn beginnen kann. Erst, wenn ein Kind problemlos frei sitzen oder knien kann und seine Feinmotorik besser ausgebildet ist, wird es auch in der Lage sein, Würfel übereinander zu setzen und einen Turm zu bauen. Dabei werden seine Konzentration und seine Aufmerksamkeit erheblich geschult, denn zum sicheren Übereinanderstapeln gehört nicht nur eine differenzierte Feinmotorik, sondern das Kind muss auch lernen unterschiedlich große Gefäße in der richtigen Reihenfolge zu benutzen. Großer Beliebtheit erfreuen sich immer wieder Gegenstände des täglichen Bedarfs – bieten Sie Ihrem Kind einen Holzlöffel und einen Topf oder eine Schüssel an und es wird viele seiner Spielsachen unbeachtet in der Ecke stehen lassen. Dabei ergeben sich mehrere positive Aspekte zugleich – Ihr Kind lernt unterschiedliche Materialien und die dazugehörigen Geräusche kennen, es übt Klangmuster zu unterscheiden und gezielt

Töne hervorzurufen. Der Beliebtheitsgrad der damit erzeugten Lautstärke ist von Kind zu Kind sehr unterschiedlich – liebt es das eine ausgesprochen laut, bevorzugt das andere gedämpftere Töne. Bieten Sie ihm bitte so viele verschiedene Materialien wie möglich an, damit es lernt zu unterscheiden.

Haben wir bei einem jüngeren Säugling während des „Kuckuck-Spiels" mit einer Windel oder einem Tuch Entzücken hervorgerufen, so kann man jetzt Begeisterung erwecken, wenn man einen kleinen Tunnel baut. Das können Sie selbst ohne großen finanziellen Aufwand bewerkstelligen. Entweder Sie funktionieren große Kartons dementsprechend um oder Sie nähen aus lichtdurchlässigem, festem Stoff einen Schlauch von mindestens 45 Zentimetern Durchmesser. Mit Plastikreifen, die Sie im Abstand von etwa 40 Zentimetern anbringen, geben Sie ihm die Form eines Tunnels. Wenn man diese Reifen nur mit Schlaufen befestigt, lässt sich der Tunnel mühelos klein zusammenlegen. Natürlich können Sie auch im Handel einen fertigen Tunnel kaufen. Bitte lassen Sie Ihr Kind zunächst nicht allein durch den Tunnel kriechen, da es dabei Ängste aufbauen könnte. Kriechen Sie zuerst durch den Tunnel, fordern Sie es dann auf es Ihnen nachzutun und erwarten Sie Ihr Kind am Ausgang. Dabei wird es feststellen, dass am Ende des Tunnels die Welt nicht zu Ende ist, dass sich nichts geändert hat. Lassen Sie Ihr Kleines bei seinen aufregenden Entdeckungsreisen nicht allein.

Bilderbücher fördern die Ausdrucksweise

Bilderbücher erregen mehr und mehr die Aufmerksamkeit der Kinder und sind ein ganz wichtiges pädagogisches Mittel. Wählen Sie Bücher mit großen, klar umrissenen, einfachen Bildern und nehmen Sie sich viel Zeit, Ihrem Kind alles zu erklären. Dabei werden zunächst die Dinge (Tiere, Pflanzen, Spielsachen) benannt. Später gibt man nähere Erklärungen zum Bild, lässt eine Geschichte entstehen. Auf diese Weise werden nicht nur die Ausdrucksweise und das Vokabular des Kindes gefördert, sondern auch die Fähigkeit zur Beobachtung und zur Abstraktion in den späteren Jahren günstig beeinflusst.

Erste Handpuppenspiele dienen dazu, Ihrem Kind auf spielerischem Wege Zusammenhänge begreiflich zu machen, alltägliche Dinge und Formen des zwischenmenschlichen Zusammenlebens nahe zu bringen. Wenn der Handpuppenhund zum Spiel auffordert, durch den Tunnel lockt, den Turm baut, mit in den Spiegel schaut, kann das oft ungemein wirkungsvoll sein. Die Handpuppen können Sie kaufen oder auch mit wenigen Mitteln (Socken, Stoffreste, Knöpfe, Wollreste) selbst herstellen. Mit viel Eifer und großem Vergnügen packen Kinder jetzt kleine Päckchen aus, wobei dem Verpackungsmaterial oft ebensoviel Aufmerksamkeit entgegengebracht wird wie dem eingewickelten Gegenstand. Dem Einfallsreichtum sind dabei keine Grenzen gesetzt.

Spielzeugparade

Das richtige Spielzeug zur richtigen Zeit

Um während der Wachphasen die Wahrnehmungsfähigkeit Ihres Kindes zu unterstützen und den Erfahrungshorizont zu erweitern, sollten Sie sich überlegen, wie Sie zum rechten Zeitpunkt das richtige Spielzeug einsetzen können.

Zum Zeitpunkt der Geburt ist die Sichtweite Ihres Kindes noch verhältnismäßig eingeschränkt. Alles, was über 40 Zentimeter entfernt ist, stellt sich dem Baby verschwommen dar. Im Laufe der ersten acht Wochen erweitert sich das Blickfeld Ihres Kindes sprunghaft. Beim Kauf von Spielzeug sollten Sie darauf achten, dass Ihr Kind nicht nur visuelle Anregung braucht, sondern die gesamte Sensorik einbezogen werden sollte, das heißt, dass es in dieser Zeit mit unterschiedlichen Geräuschen und sehr unterschiedlichen Materialien konfrontiert werden muss. Wählen Sie zunächst Gegenstände, die nicht zu klein und zu differenziert sind, sondern klar umrissene Formen haben, möglichst farbig gestaltet sind, sich bewegen und dabei Geräusche von sich geben.

Wenn ein Kind einen Gegenstand fixiert, den Sie in sein Blickfeld bringen, achten Sie bitte unbedingt darauf, dass Ihre Bewegungen langsam und nicht hastig sind, denn damit wäre Ihr Kind überfordert, da die Augenbewegung nicht Schritt halten kann. Das Sehvermögen benötigt Zeit sich zu entwickeln.

Ebenso ist beim Neugeborenen zunächst die Koordination von Augen und Kopfbewegung nur unzulänglich vorhanden. Es ist ein typisches Bild, wenn ein Kind den Kopf dreht und die Augen dieser Bewegung nicht folgen. Das interessanteste Anschauungsobjekt ist natürlich von der ersten Stunde an ein Gesicht, das sich liebevoll über das Baby beugt, lächelt, beruhigend spricht und immer, wenn sich das kleine Wesen nicht wohl fühlt, tröstet.

Mobiles fesseln die Aufmerksamkeit

Anregung in den Wachphasen bietet ein buntes Mobile. Man kann es selbst herstellen, indem man aus farbenfrohem Filz unterschiedliche, klar umrissene Formen ausschneidet und mit einer längeren Schnur an einem zu einem Kreis zusammengefügten Streifen Pappe oder an einem im Handel erhältlichen Drahtrahmen befestigt. Man kann auch zum Beispiel kleine bunte Bälle, Klammern, kleine Spiegel, Glanzfolie, aus der man entsprechende Formen ausschneidet, oder Ähnliches verwenden. Neben den Mobiles, die sich im Luftzug bewegen, gibt es noch solche mit Motor, eventuell noch kombiniert mit einer Spieluhr. Das selbst gebastelte Mobile wird an einem Haken an der Decke befestigt; die Modelle aus dem Handel werden meist mittels eines Gestänges am Bettchen angebracht.

An einem Gummi oder einer festen Schnur (auf sichere Befestigung achten!) aufgereihte bunte Spielsachen fesseln ebenfalls Babys Aufmerksamkeit und regen seine Sinne an. Dabei ist es ratsam die Spielzeuge auch auszutauschen um dem Kind immer neue Lernimpulse zu geben. Zunächst wird Ihr Baby diese Gegenstände natürlich nur anschauen und fixieren, wobei oft schon Vorlieben für bestimmte Dinge entwickelt werden. Wenn Ihr Kind ein ausgesprochenes Lieblingsspielzeug entdeckt hat, sollten Sie es immer in seinem Gesichtsfeld belassen, während andere Gegenstände immer wieder durch neue ersetzt werden. Bald werden Sie feststellen, dass Ihr Kind durch vorerst ungezielte Bewegungen versucht die so interessant erscheinenden Gegenstände zu berühren. Damit beginnt eine neue, aufregende Entwicklungsstufe für das Baby.

Auf die Auswahl kommt es an

Wichtig bei der Auswahl von Spielzeug ist, dass man die angebotene Vielfalt sehr kritisch betrachtet und die Dinge auswählt, die dem Kind die Möglichkeit geben, seiner Fantasie freien Lauf zu lassen. Vorgefertigtes, starres Spielzeug wirkt sich in keinem Fall positiv auf die kreative Entfaltung Ihres Kindes aus.

Praktische Dinge interessieren das Baby oft viel brennender als die raffiniertesten Spielsachen. So können zum Beispiel eine bunte Schachtel, ein Schwamm, ein Kochlöffel, eine Dose, die man mit ein paar Erbsen füllt (gut verschließen!), ein Wollknäuel, ein Becher oder ein kleiner Spiegel wesentlich größeres Interesse hervorrufen als manches Spielzeug, das uns Erwachsenen besonders begehrenswert erscheint. Sie werden überrascht sein, welche Fantasie Ihr Kind entwickelt, sobald es im Krabbelalter ist und sich sein „Beschäftigungsmaterial" selbst aussucht!

Da heißt es dann Vorsicht in Küche und Bad. Alle Putzmittel, Reiniger, Gewürze sowie Alkohol und Medikamente müssen so aufbewahrt werden, dass sie für Ihr Kind absolut unerreichbar sind!

Es ist wichtig, dass Ihr Kind frühzeitig Erfahrungen mit unterschiedlichen Materialien sammelt, sie berühren, ertasten, erkunden kann. Durch Berühren mit den Händen, mehr noch durch Erfahren mit dem Mund und der Zunge, deren Tastsinn in den ersten Monaten wesentlich differenzierter ausgebildet ist, lernt das Kind seine Umgebung kennen. Erfahrungen werden gespeichert, Lernprozesse ausgelöst und der Weg zu neuen Entwicklungsstufen ist frei. Grundsätzlich gilt, dass eine gesunde körperliche, seelische und geistige Entwicklung ohne das Spiel nicht denkbar ist.

Empfehlenswerte Spielsachen bis zum 6. Lebensmonat

Spielzeug soll gut zu reinigen, nicht scharf- oder spitzkantig, nicht zerbrechlich, nicht zu klein, ohne giftige Farbstoffe und von klarer, einfacher Form sein.

Zum Beispiel: Rasseln, Beißringe aus Plastik oder Holz, Schlüssel aus Plastik, Mobile (eventuell mit Motor und Spieluhr), Quietschtiere, kleines Stofftier oder -püppchen, kleine, ganz einfach gestaltete Bücher aus Plastik oder Karton, Spieluhren mit beruhigenden Melodien, naturbelassenes oder mit ungiftigen Farben gefärbtes Holzspielzeug, Greifbälle, bunte, mit Stoff bezogene Schaumstoffbälle, Glöckchen, die an Spielsachen befestigt werden können, Greif- oder Klangelemente aus Holz, die so über dem Bettchen des Kindes angebracht werden, dass das Kind sie berühren kann, Badewannenspielzeug, Fingerpuppen .

Empfehlenswerte Spielsachen für den 6. – 12. Lebensmonat

Spielsachen, die sich bewegen, bunte Gummibälle, „Stehaufmännchen", verschieden große Plastikgefäße zum Ineinanderschachteln oder zum Stapeln, Ringe zum Übereinanderstecken, Würfel zum Stapeln, Spielzeug zum Schieben und

Hinterherziehen, Telefon, erste, sehr große Steckbausteine, Eimerchen und Förmchen für Sandspiele und für das Wasser, Formvariantenspielzeug (unterschiedliche Formen werden in ein Behältnis mit entsprechenden Ausschnitten gesteckt; dabei darauf achten, dass die Formen dem Alter entsprechend nicht zu differenziert sein dürfen, weil Babys feinmotorisch noch nicht so geschickt sind!), kleine Wagen zum Ziehen und Beladen, Tunnel zum Kriechen, Bücher, Spielzeug, auf oder an dem sich Kinder vorwärts bewegen können (auf Standfestigkeit achten!), so genannte „Activity-Center", kleine Plüschtiere, Autos, Handpuppen.

Kindergruppe – ja oder nein?

Diese Frage lässt sich nicht grundsätzlich beantworten, da man auf die Individualtität jedes einzelnen Kindes Rücksicht nehmen muss. In den meisten Fällen jedoch fühlen sich Kinder im Alter von etwa drei Monaten an recht wohl in einer Gruppe mit Gleichaltrigen, vorausgesetzt, die Gruppen sind nicht zu groß und die Erwartungshaltungen der Eltern nicht zu hoch. Wenn sich die Eltern darüber im Klaren sind, dass in einer derartigen Gruppe in erster Linie die Bedürfnisse der Kinder Vorrang haben, dass Kinder sehr unterschiedlich reagieren und wir darauf Rücksicht zu nehmen haben und dass es nicht Sinn und Zweck der Gruppe ist kleine Gelehrte hervorzubringen, kann man davon ausgehen, dass es auf die Entwicklung der Kinder durchaus positive Auswirkungen hat.

Auch die Mütter profitieren in den meisten Fällen von diesen Zusammenkünften. Waren sie vorher oft bis zur Zeit des einsetzenden Mutterschutzes voll berufstätig, fühlen sie sich oft sehr isoliert, wenn die ersten

Wochen nach der Geburt, die zunächst oft durch Euphorie oder Stress geprägt waren, vorüber sind und die Routine zunimmt. Die Chance in einer Babyspielgruppe andere Frauen mit ähnlichen Problemen kennen zu lernen und Erfahrungen auszutauschen, wird deshalb gern wahrgenommen. Oftmals lässt sich auch eine gewisse Unsicherheit im Umgang mit dem Kind sehr gut abbauen.

Es ist immer wieder faszinierend, wenn man das Verhalten von Kindern beobachten kann, die zum ersten Mal mit Gleichaltrigen zusammentreffen. Dabei kann man oft feststellen, wie wach und aufmerksam sie ihre Umwelt betrachten und wie sie bereits in diesem Alter Sympathie oder auch Ablehnung signalisieren. Erste Versuche, das Baby nebenan mit den Händen zu „entdecken", mit ihm Kontakt aufzunehmen, ein Lächeln auf beiden Seiten – diese Szenen zeigen stets aufs Neue, wie aufnahmebereit und sozialisierungsfähig auch Babys schon sind.

Natürlich werden in Spielkursen Spielsachen „getauscht" – gerade das, was andere haben, ist bekanntlich am interessan-

testen –, und damit kommen wir zu einem weiteren wichtigen Punkt. Wenn man den Besuch einer Babygruppe plant, sollte man dies in jedem Fall nur dann tun,

■ wenn das Kind frei von Infektionskrankehiten ist. Es ist sonst unvermeidlich, dass auch die anderen Babys angesteckt werden.

■ wenn man sich im Klaren darüber ist, dass in einer derartigen Gruppe auch einmal (bedingt durch die noch gering ausgeprägte Feinmotorik) an den Haaren gezogen wird oder eine Liebkosung etwas grob ausfällt.

■ wenn man wirklich Interesse daran hat sich selbst mit in die Gruppe einzubringen.

Die Kinder erleben ein Neuland, das sie nun nach und nach entdecken. Der Bezugsperson im Hintergrund, die notfalls schmusen, trösten, kuscheln oder den Hunger beziehungsweise Durst stillen kann, kommt in diesem Alter eine große Bedeutung zu. Bedenken Sie bitte, dass eine derartige Spielgruppe wirklich in erster Linie für die Babys veranstaltet wird und die Kinder gut beobachtet und zumindest zeitweise altersgerecht beschäftigt werden sollen. Innerhalb des 1. Lebensjahres durchlaufen die Kinder eine Vielzahl von Entwicklungsstadien, die immer wieder neue Lernprozesse ermöglichen. Das setzt voraus, dass man die einzelnen Phasen kennt und gezielt pädagogisch einsetzen kann, ohne das Kind dabei zu überfordern. Das heißt aber auch, dass gerade im 1. Lebensjahr sehr unterschiedliche Entwicklungsvoraussetzungen anzutreffen sind. So wird es sicher sinnvoll sein, sich einer Gruppe mit Kindern anzuschließen, die vom Entwicklungsstand zum eigenen Baby passen.

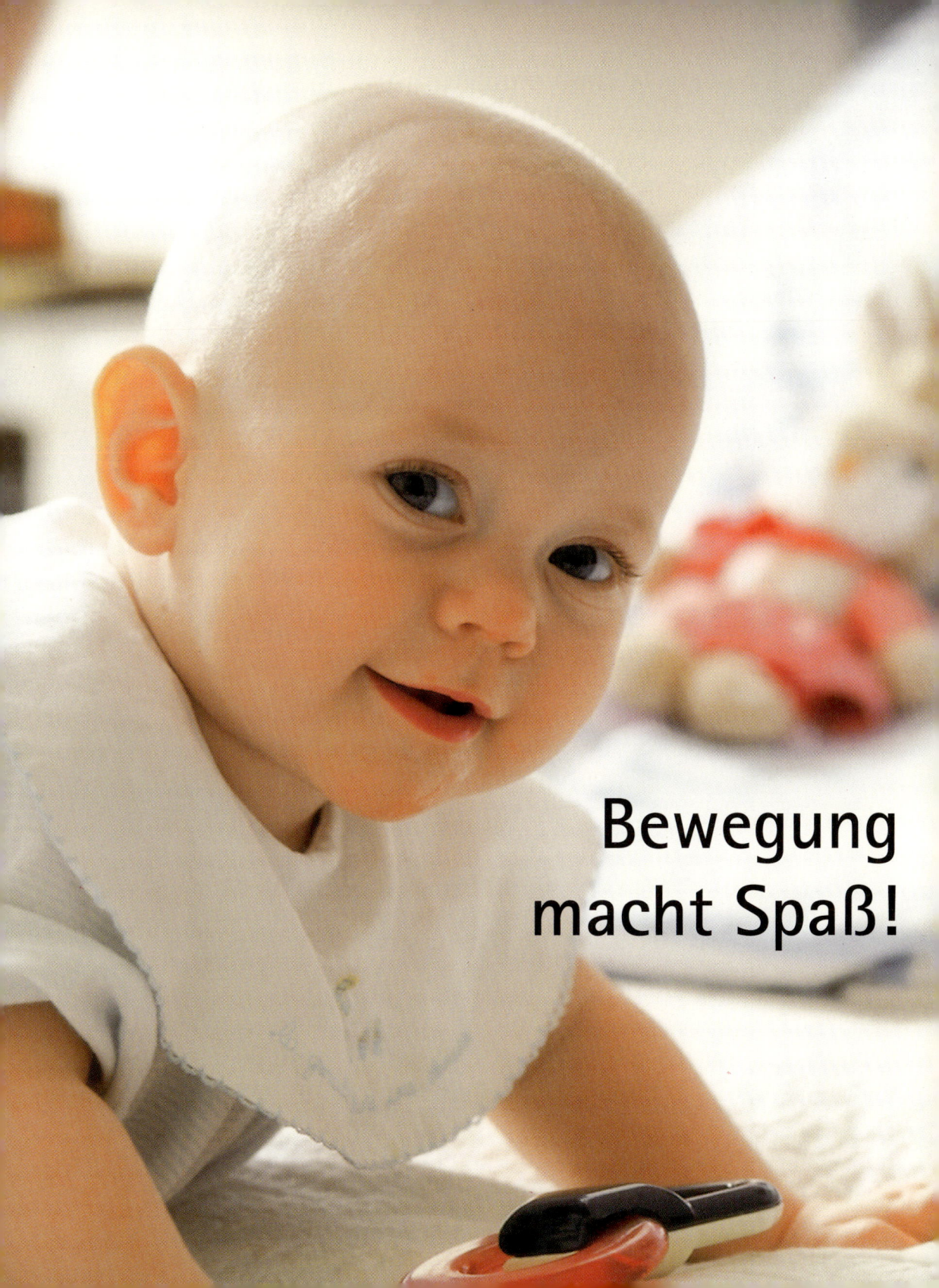

Bewegung
macht Spaß!

Auch Lagerung und Körperhaltung sind wichtig

Seitenwechsel sind wichtig

Um die Motorik sowie den Stütz- und Bewegungsapparat Ihres Kindes positiv beeinflussen zu können, ist es sinnvoll, einige grundsätzliche Dinge zu beachten.

Gleich, ob Sie eine Wiege, ein Körbchen oder gleich das Kinderbett bevorzugen, wichtig ist eine gute Unterlage beziehungsweise Matratze. Sie sollte nicht zu weich sein um ein Einsinken zu vermeiden, aber auch nicht so hart, dass die Eigenbewegungen Ihres Babys nicht unterstützt oder verstärkt werden. Unter den Kopfbereich wird lediglich eine Windel gelegt – bitte benutzen Sie kein Kopfkissen! Das Kind muss frei atmen können und die Wirbelsäule sollte möglichst gerade sein. Als sehr positiv hat sich besonders in der kalten Jahreszeit und bei sehr unruhigen Kindern ein kleines Lammfell im Bettchen bewährt. Es ist im Fachhandel in unterschiedlicher Ausführung erhältlich, wobei den kurzflorigen Fellen der Vorzug zu geben ist. Alle sind waschbar.

Besonders wichtig ist es, so genannten Lageschäden vorzubeugen. Das heißt, dass Sie Ihr Baby, wenn Sie es in sein Bettchen legen, am besten wechselseitig lagern, also einmal auf die rechte, dann wieder auf die linke Seite oder auf den Bauch. Dadurch wird verhindert, dass es zu Muskelverkürzungen mit beispielsweise daraus resultierendem Schiefhals oder Wirbelsäulenschaden kommt. Außerdem ist es für die Entwicklung der inneren Organe nötig, dass regelmäßig ein Ausgleich in der Lagerung hergestellt wird.

Es gibt Kinder, die eine bestimmte Seite („Schokoladenseite") bevorzugen und alles daran setzen immer wieder dorthin zu kommen. Das kann unterschiedliche Ursachen haben: Es kann dem Kind einfach angenehm sein oder gerade auf dieser Seite gibt es Dinge zu

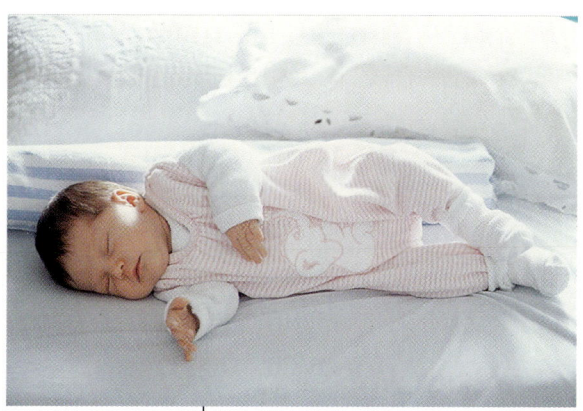

Um Ihr Baby in der Seitenlage zu stabilisieren können Sie den Rücken mit einer zusammengerollten Decke abstützen.

Bauchlage

Die Bauchlage wird von vielen Babys als sehr angenehm empfunden, vor allen Dingen dann, wenn sie sehr unter Blähungen leiden. Von Geburt an kann Ihr Kind in dieser Lage reflektorisch sein Köpfchen so bewegen, dass es das Näschen und den Mund zur Seite dreht und ungehindert atmen kann. Ein weiterer Vorteil der Seit- oder Bauchlagerung ist der, dass das Baby, falls es einmal erbricht, nicht ersticken kann, weil das Erbrochene zur Seite abfließt. Die vor einigen Jahren propagierte ausschließliche Bauchlage ist inzwischen als nicht sinnvoll revidiert worden. Zum einen wird die Wirbelsäule bei alleiniger Bauchlage zu einseitig belastet und zum anderen kann es zu Fußfehlstellungen kommen. Den Letzteren können Sie vorbeugen, indem Sie Ihrem Baby ein zusammengerolltes Handtuch unter die Füße legen, solange es auf dem Bauch liegt.

Wenn über das Thema Tragetuch, Easy Rider und Wippe diskutiert wird, gehen die Meinungen der Fachleute auseinander. Sicher kann man sagen, dass – setzt man sie zum richti-

sehen, die Ihr Baby fesseln (zum Beispiel ein Spielzeug, das an dieser Seite des Bettchens befestigt ist). Auch der Lichteinfall spielt eine große Rolle, denn meistens wenden sich die Kinder automatisch der Lichtquelle zu. In beiden Fällen können Sie Abhilfe schaffen, indem Sie das Spielzeug auf der anderen Seite befestigen oder Ihr Kind genau entgegengesetzt in das Bettchen legen. Um die Seitenlage zu unterstützen kann man das Baby in den ersten Wochen auf die Seite legen und mit einer zusammengerollten Decke oder einem großen Molton den Rücken abstützen. Achten Sie bitte in Seitenlage immer darauf, dass das Ärmchen des Kindes nicht unter dem Körper liegt, damit die Durchblutung nicht behindert wird!

In der Bauchlage können Sie ein zusammengerolltes Tuch unter die Füße legen um Fußfehlstellungen vorzubeugen.

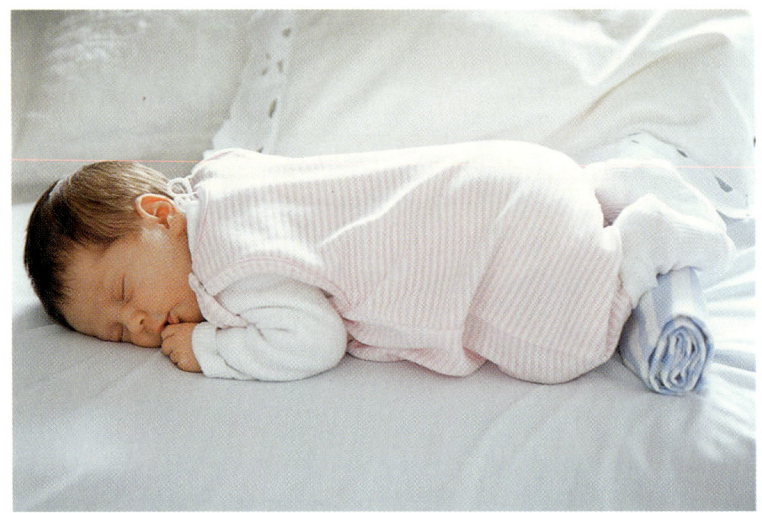

gen Zeitpunkt und nicht über längere Dauer ein – keine gravierenden Schäden auftreten. Doch sollte man wirklich beachten, dass bei einem jungen Säugling die Knochen sehr weich und verformbar sind und die Rumpfmuskulatur nur schwach ausgebildet ist. Dabei kann es durch ständig falsche Belastung durchaus zu Haltungsfehlern der Wirbelsäule kommen, die dann durch Therapiemaßnahmen (zum Beispiel Krankengymnastik) korrigiert werden müssen. Man weiß heute, dass Babys, die häufig engen Körperkontakt haben, oft ruhiger, ausgeglichener und zufriedener sind. Um dies zu ermöglichen und dennoch das zuvor Gesagte zu

berücksichtigen, legen Sie am besten viele „Kuschelstunden" ein, in denen Sie mit Ihrem Kind schmusen und in die unbedingt auch der Partner mit einbezogen werden sollte. Wer das Baby viel am Körper tragen möchte, sollte es anfänglich liegend im Tragetuch oder bäuchlings auf dem Unterarm transportieren, wie auf Seite 92 beschrieben. Diese Lage wirkt sich in den meisten Fällen sehr beruhigend auf die Kinder aus und hat schon manches Einschlafproblem gelöst.
Wenn die Sprösslinge größer sind, tragen Sie sie am besten auf Ihrer Hüfte (siehe Seite 94). Dies hat mehrere Vorteile: Es ist ideal für die Hüftgelenke Ihres Kindes und bringt Ihnen Er-

leichterung, da das Gewicht durch Ihre Hüfte gut abgefangen wird und Sie Ihr Kind nur mit einem Arm abstützen müssen. Die zweite Hand bleibt frei und Ihr Bewegungsspielraum ist wesentlich größer. Wechseln Sie bitte auch dabei häufig die Seiten – zu Ihrer eigenen Entlastung. Einseitiges Tragen wirkt sich natürlich auch bei Ihnen ungünstig aus und kann zu Beschwerden führen.

Der Bewegungsdrang wird größer

Mit zunehmender Stabilisierung der Muskulatur ist die Gefahr, dass es zu Schädigungen am Skelettsystem des Babys kommt, geringer. Gleichzeitig wird natürlich mit fortschreitendem Alter Ihres Kindes dessen Bewegungsdrang immer größer und die Muskulatur wird wesentlich aktiver eingesetzt. Diesem Anspruch Ihres Kindes sollten Sie unbedingt gerecht werden und ihm viel Freiraum gewähren. Dieser Freiraum allerdings ist nicht gegeben, wenn Ihr Kind häufig über lange Zeit in der Wippe sitzt, da es in dieser Zeit weder die Rücken- noch die Bauch-, Hüft- oder Beinmuskulatur ausreichend aktivieren kann.

Erwähnenswert wäre noch, dass man heute viel Wert darauf legt den natürlichen Drang des Babys nach Bewegung so früh wie möglich zu unterstützen. Deshalb darf die Kleidung das Baby nie einengen oder drücken, außerdem sollte sie atmungsaktiv sein. Neugeborene werden heute üblicherweise in den Kliniken sofort mit Strampelhöschen bekleidet, die genügend Bewegungsfreiheit lassen.

Zu Hause kann Ihr Kind, wenn die Temperaturen es zulassen, häufig unbekleidet nach Herzenslust strampeln, was den zusätzlichen Vorteil hat, dass die Haut im Pobereich einmal über längere Zeit der Luft ausgesetzt ist und richtig trocknen kann. Diese Methode hilft auch, wenn Ihr Baby einmal wund ist: Trockene Hautpartien, die Sie eventuell mit warmer Föhnluft und anschließend reichlich aufgetragener Wundcreme zusätzlich behandeln, heilen am besten.

Tragehaltungen

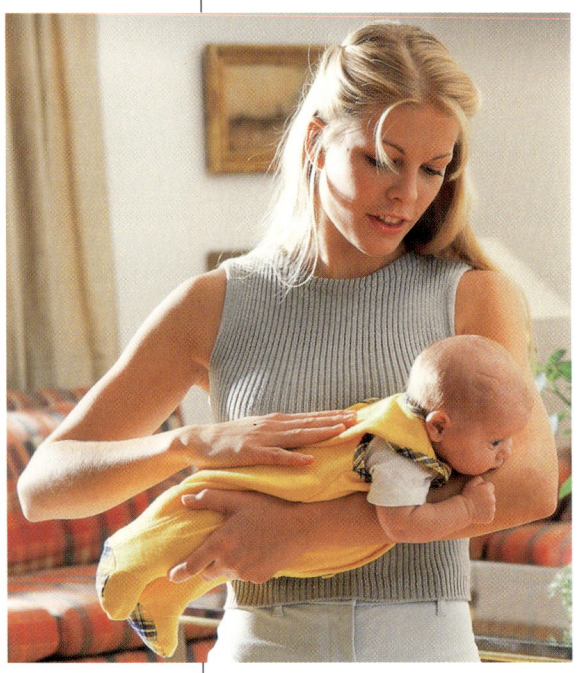

Bei Blähungen und starker Unruhe ist es für das Baby ebenfalls sehr angenehm, wenn Sie es wie auf dieser Abbildung tragen. Dabei nimmt man an, dass die leichten Bewegungen Ihrer Schultern das Bäuchlein Ihres Babys sanft massieren.

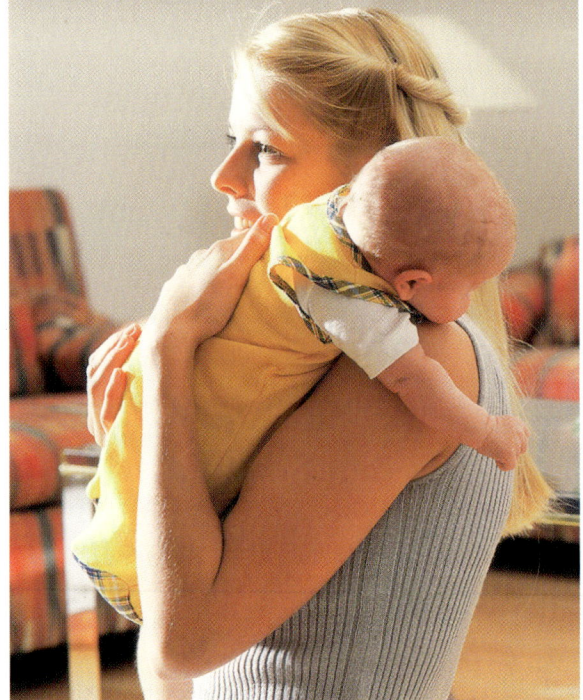

In den ersten Wochen kommen Sie der natürlichen Beugehaltung Ihres Kindes entgegen, wenn Sie Ihr Baby so tragen, dass es bäuchlings auf Ihrem Unterarm ruht. Das Köpfchen ist dabei meist zur Seite gedreht und Ihre Hand umgreift den Oberschenkel des Kindes, wie die Abbildung zeigt. Mit der anderen Hand, die Sie auf den Rücken des Babys legen, geben Sie ihm Sicherheit, Geborgenheit und Wärme. Diese Tragehaltung wirkt sich beruhigend aus und lindert Blähungen.

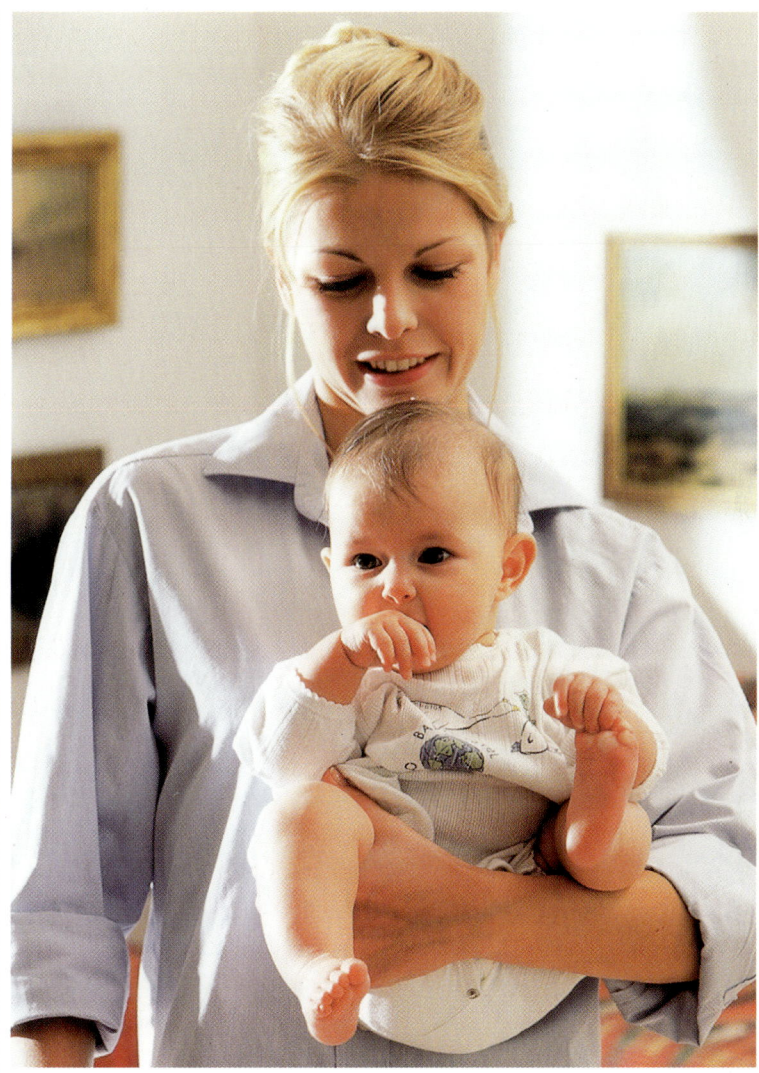

Um die bei Blähungen sehr ange-
spannten Bauchdecken des Kindes
zu entlasten, kann man das Baby
auch in der hier gezeigten Beugehaltung tragen.

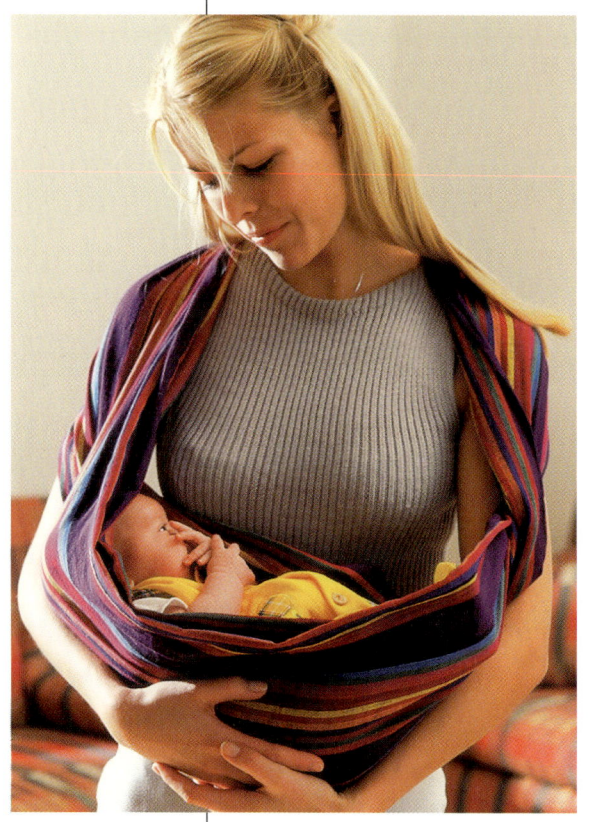

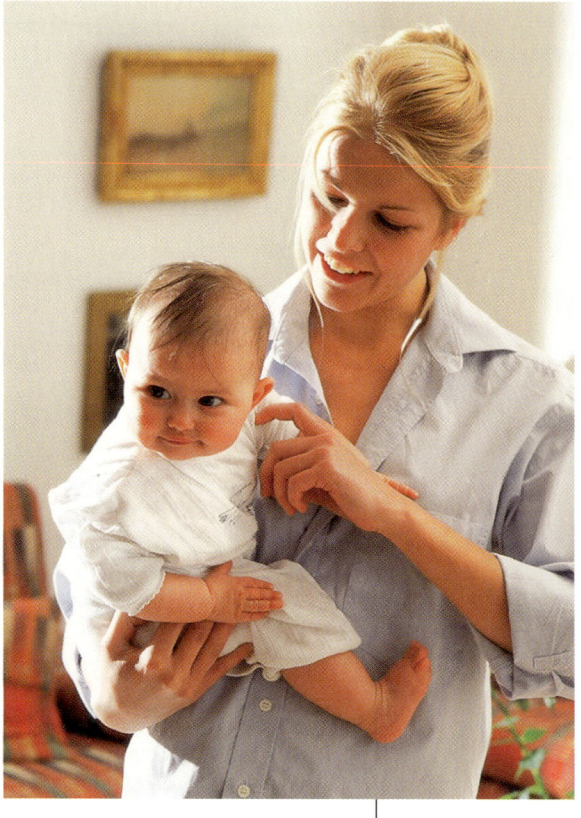

Wer sein Baby im Tragetuch am Körper tragen möchte, sollte es in den ersten Wochen hineinlegen.

Den etwas älteren Säugling trägt man sinnvollerweise auf den Hüften. Einerseits wirkt sich die Spreizhaltung, die das Kind dabei einnehmen muss positiv auf seine Hüften aus (der Hüftkopf wird dabei in die Hüftpfanne gedrückt), andererseits ist es auch für Sie persönlich entlastender.

Babygymnastik

Ort und Zeit sind wichtig

Im 3. Monat kann man gezielt beginnen die natürliche Entwicklung des Kindes durch spielerische Übungen zu unterstützen. Die Übungen, die Sie aus der Babymassage schon kennen, können Sie natürlich beibehalten und durch weitere, im Folgenden beschriebene ergänzen und verstärken. Der Stütz- und Bewegungsapparat Ihres Babys soll gekräftigt, die körperliche und geistige Entwicklung unterstützt und nicht zuletzt die Widerstandskraft erhöht werden.

Am sinnvollsten ist es, die tägliche Turnstunde auf einen Zeitpunkt zu legen, zu dem derjenige, der diese Übungen mit dem Baby durchführt, weder gestresst noch abgelenkt ist und sich voll auf die Bedürfnisse des Kindes und das Spiel mit ihm konzentrieren kann. Wenn Sie Ihr Kind täglich baden, ist die Zeit vor dem Bad am besten geeignet, da das Kind sowieso ausgezogen werden muss, die Raumtemperatur entsprechend hoch ist und warmes Wasser nach den gymnastischen Übungen einen angenehm entspannenden Effekt hat. Wenn Sie Ihr Kleines nicht täglich baden, eignet sich jede andere Zeit, zu der Ihr Kind nicht gerade ausgesprochen müde ist, ebensogut. Strenge Regeln gibt es in dieser Hinsicht nicht.

Bitte achten Sie darauf, dass Sie nie nach den Mahlzeiten mit Ihrem Kind turnen und dass nur mit gesunden Kindern geturnt werden darf um einen durch Krankheit ohnehin belasteten Kreislauf nicht zu überfordern. Im Sommer können Sie die täglichen gymnastischen Übungen natürlich im Freien durchführen, wenn es die Temperaturen zulassen. Luft und Sonne wirken sich sehr positiv auf die Entwicklung Ihrer Kinder aus und sind gute Verbündete in Ihrem Bemühen die Abwehrkräfte des Babys zu steigern.

Ansonsten reicht der Wickeltisch allemal für Turnübungen aus; er ist groß genug und die

Auflage ist nicht zu weich. Bitte halten Sie eine Decke bereit um das Kind während kleiner Ruhepausen schnell zudecken zu können.

Das ist zu beachten

Man beginnt zunächst mit wenigen Übungen und steigert die Übungszeit ganz allmählich. Dabei ist darauf zu achten, dass das Übungsprogramm so zusammengestellt ist, dass der ganze Körper einbezogen wird. Bestimmte Übungen können Sie jedes Mal mit Ihrem Kind machen, andere tauschen Sie täglich aus, um wechselnde Reize auszuüben. Die Übungszeit sollte am Anfang fünf Minuten betragen und nach und nach auf 15 bis 20 Minuten ausgedehnt werden. Das tägliche Turnen soll dem Baby und Ihnen Spaß machen und auf spielerischem Wege positive Auswirkungen erzielen. Deshalb hat es keinen Sinn Zwang auszuüben oder gegen den Widerstand des Kindes zu arbeiten. Bedenken Sie, dass diese Art der Bewegung neu und ungewohnt für Ihr Kleines ist und Sie ihm deshalb besonders viel Liebe und Zärtlichkeit geben sollten.

Wichtig ist, dass Sie bei den Übungen in Rückenlage Blickkontakt halten. Sprechen und singen Sie mit Ihrem Baby, während Sie langsam und sicher die gymnastischen Übungen mit ihm durchführen. Wenn Sie diese kontinuierlich in das tägliche Programm mit einbeziehen, wird Ihr Kind bald freudig darauf reagieren. Übungen für die Beine sollten nur bei intakten Hüften durchgeführt werden.

Falls Sie Auffälligkeiten in diesem Bereich festgestellt haben, lassen Sie diese bitte zunächst von Ihrem Kinderarzt oder von einem Orthopäden abklären!

Anleitungen zur Babygymnastik

Bitte wählen Sie zu Anfang Ihres Turnprogramms jeweils zwei bis drei Übungen für die jeweiligen Muskelpartien aus. Da Sie die tägliche „Turnstunde" allmählich aufbauen sollten, ist es wichtig, dass zu Ihrem Repertoire sowohl Übungen für den Schultergürtel, die Arme und den Rumpf als auch für die Beinmuskulatur gehören.

Übung 1

Die folgende Übung wirkt sich positiv auf die Muskulatur der Arme und des Schultergürtels aus und kann ab dem 3. Monat eingesetzt werden.

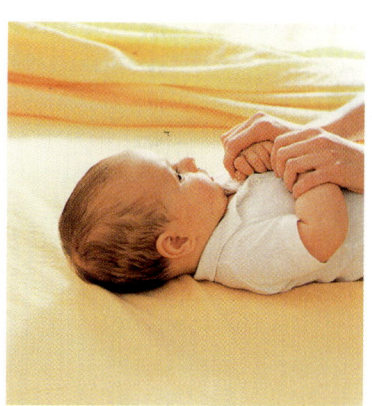

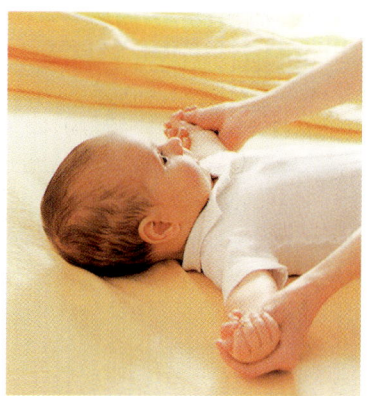

Ihr Baby liegt auf dem Rücken, Sie reichen dem Kind Ihre Daumen, die es mit seiner ganzen kleinen Hand umklammert. Mit den restlichen Fingern Ihrer Hand umschließen Sie den Unterarm kurz oberhalb des Handgelenks. Bitte beachten Sie, dass die Gelenke sehr empfindlich sind und deshalb nicht an ihnen gezogen werden darf! Nun beugen und strecken Sie die Arme – zunächst gleichzeitig, dann im Wechsel –

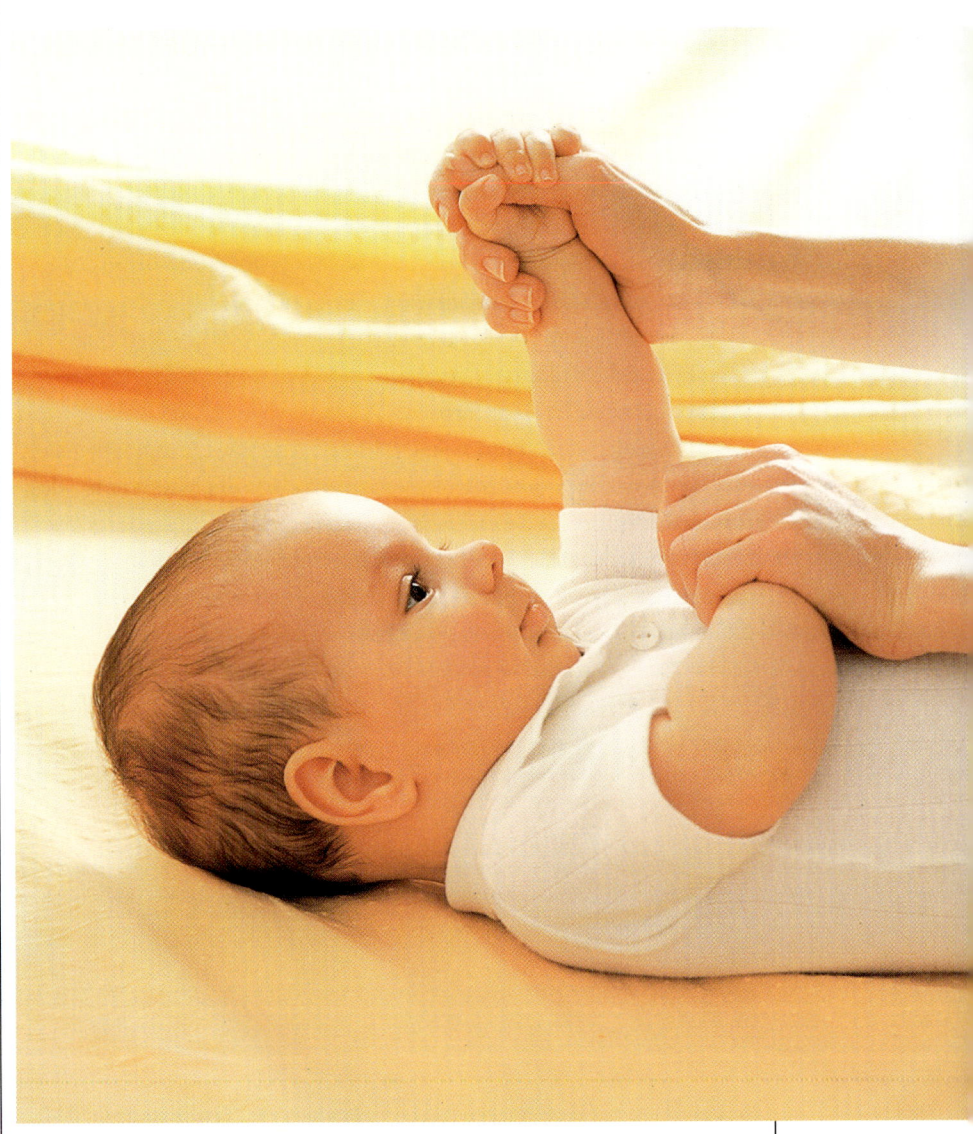

ganz langsam und nicht gegen den
Widerstand des Babys. Später können Sie diese Übung auch schneller
ausführen (es ist ganz lustig für
die Kinder, wenn man dabei eine
Dampflok nachmacht).

Übung 2

Ab dem 3. Monat können Sie
die folgende Übung einsetzen.
Sie kräftigt die Muskulatur der
Arme und des Schultergürtels.

Sie umfassen die Arme Ihres Kindes
wie zuvor beschrieben. Nun führen
Sie sie nach oben neben den Kopf,
anschließend wieder nach vorn und
legen sie neben dem Körper ab. Dies
kann im Wechsel oder aber mit beiden Armen gleichzeitig ausgeführt
werden. Lassen Sie sich Zeit dabei
und stellen Sie sich mit dem Rhythmus auf Ihr Kind ein. Die Übung soll
ihm Spaß machen und keine An-
strengung bedeuten.

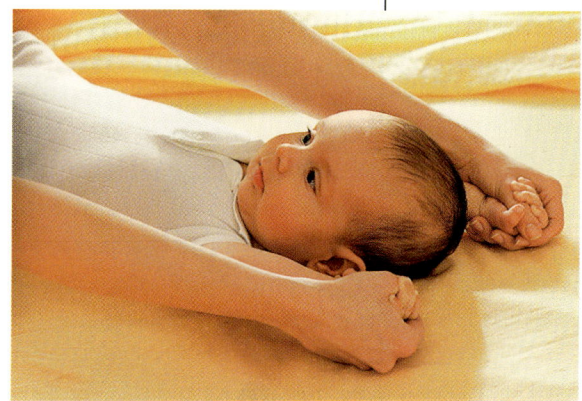

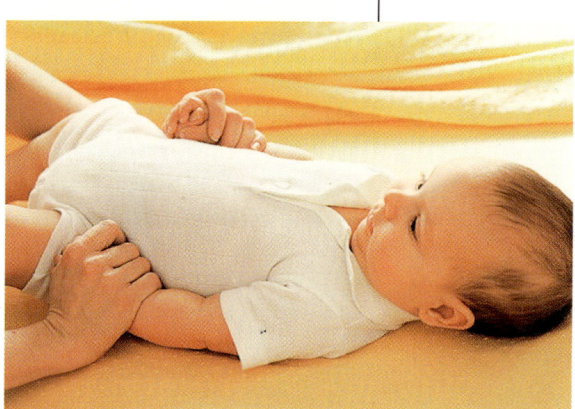

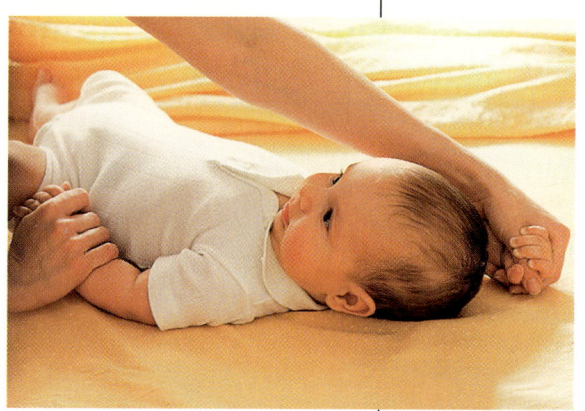

Übung 3

Eine weitere Möglichkeit der Kräftigung der Arm- und Schultermuskulatur bietet das Armkreisen (einsetzbar ab dem 3. Monat). Führen Sie diese Übung bitte nicht gegen den Widerstand Ihres Babys aus.

Bei dieser Übung umfassen Sie die Arme wieder, wie bereits in den vorangegangenen Übungen beschrieben, strecken sie dann seitlich aus und beginnen nun langsam die Arme in großen Kreisen am Kopf des Kindes vorbei und wieder nach unten zum Körper hin zu bewegen.

Übung 4

Durch diese Übung werden Spannungen im Rücken gelöst, die Schultermuskulatur wird gekräftigt und der Brustkorb geweitet. Sie können sie ebenfalls etwa ab dem 3. Monat einsetzen.

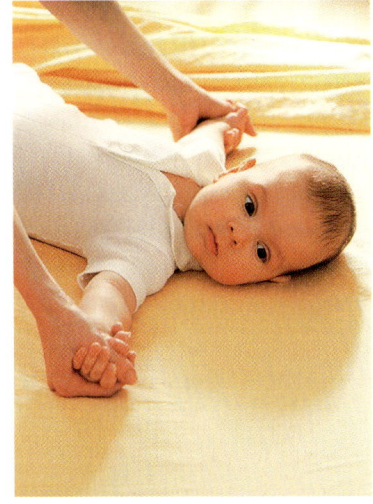

Sie strecken die Arme des Babys wieder, wie in der vorangehenden Übung beschrieben, seitlich aus und überkreuzen sie abwechselnd so weit wie möglich.

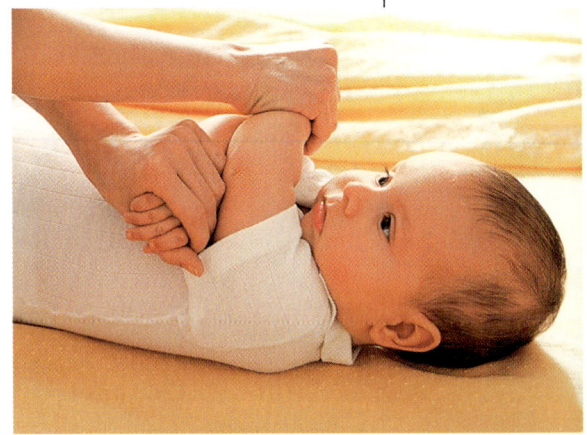

Übung 5

Der Kräftigung der Nackenmuskulatur dient diese Übung,
die ab dem 3. Monat eingesetzt
werden kann.

Um das Kind in Seitenlage dazu zu
veranlassen den Kopf abzuheben,
übt man auf die oben liegende
Schulter einen leichten Zug aus.

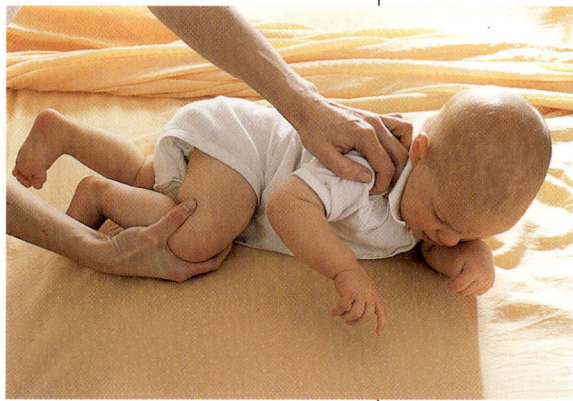

Übung 6

Zur Stärkung der Nacken-,
Schulter- und Rückenmus-
kulatur können Sie ab dem
3. Monat Folgendes tun:

Ihr Baby liegt in Bauchlage vor
Ihnen auf dem Boden, die Beinchen
sind abgespreizt, der Kopf liegt auf
der Seite. Strecken Sie jetzt beide
Arme des Kindes nach vorn, indem
Sie sie in Höhe der Ellbogen anfassen. Achten Sie darauf, dass die
Handinnenflächen nach innen zeigen und die Daumen nach oben gerichtet sind. Sie führen die Arme
des Babys jetzt so weit nach vorn,
dass sich die Hände berühren. Dabei
werden automatisch Kopf und
Brustkorb abgehoben. Auch diese
Übung sollte wieder so gestaltet
sein, dass sie Ihrem Kind Freude bereitet. Reiben Sie zum Beispiel die
kleinen Händchen aneinander, klat-

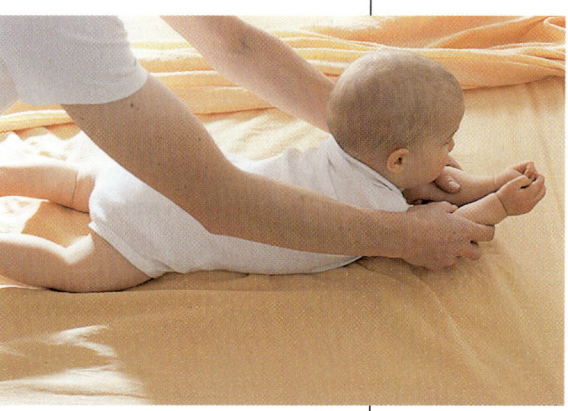

schen Sie sie leicht gegeneinander
oder stellen Sie eines der Lieblings-
spielzeuge Ihres Kindes so hin, dass
es von den Händen erreicht werden
kann.

Übung 7

Übung 6 kann man auch sehr gut zur Handentfaltung einsetzen (ab dem 3. Monat).

Ist es am Anfang normal, dass das Baby die Hände meist zu Fäusten schließt, so sollten ab dem 3.–4. Monat die Händchen häufig locker geöffnet sein, wenn das Baby beginnt sich in Bauchlage abzustützen. Es möchte sowohl seine Umwelt betrachten als auch nach Gegenständen greifen. Der Handentfaltung kommt in der Entwicklung Ihres Kindes eine große Bedeutung zu – unterstützen Sie sie deshalb intensiv. Übungen zur Handentfaltung kann man sowohl aus der Rückenlage heraus als auch in Bauchlage ausführen.

Umfassen Sie nun mit beiden Händen das Handgelenk Ihres Kindes ganz locker so, dass Ihre beiden Daumen frei sind. Mit Ihren Daumen streichen Sie jetzt abwechselnd über die Handfläche des Kindes und üben leichten Druck aus um die Reflexzonen der Hände leicht zu stimulieren. Während der eine Daumen noch damit beschäftigt ist die Finger zu öffnen und auszustreichen, beginnt der andere Daumen von der Handwurzel her sanft auszustreichen.

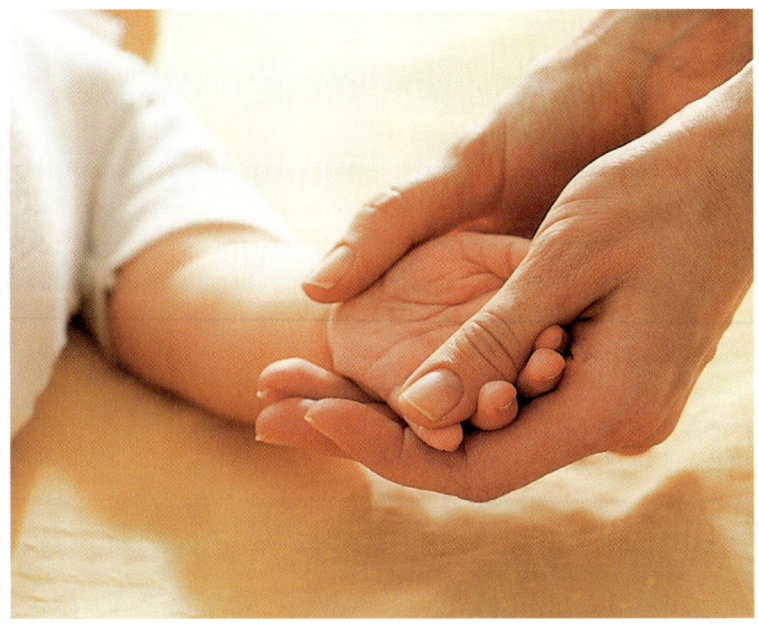

Übung 8

Diese Übung dient ebenfalls der Handentfaltung (ab dem 3. Monat).

Ihr Baby liegt in Rückenlage vor Ihnen. Sie halten sein Ärmchen in Höhe des Ellbogens und streicheln mit der Hand Ihres Kindes sein Gesichtchen. Öffnet sich die Hand dabei nicht, geben Sie bitte leichten Druck auf den Handrücken!

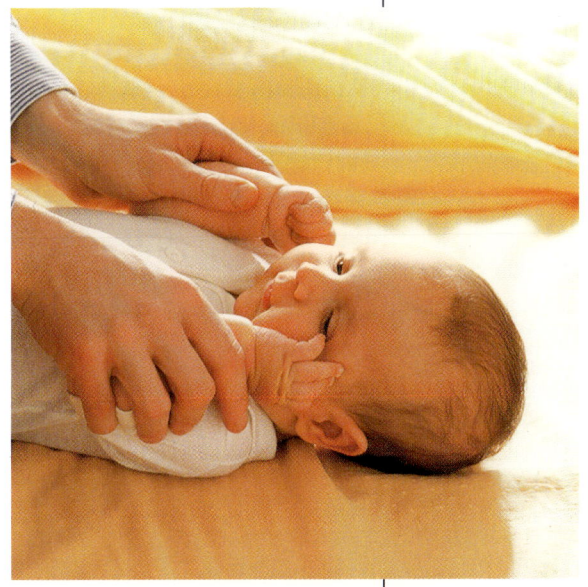

Übung 9

Die vorangegangene Übung lässt sich so ausbauen, dass Sie Ihr Kind nun auch Ihr Gesicht mit seinen Händen erkunden lassen, es über Ihre Haare streicheln lassen und damit gleichzeitig Berührungsreize geben (ab dem 3. Monat).

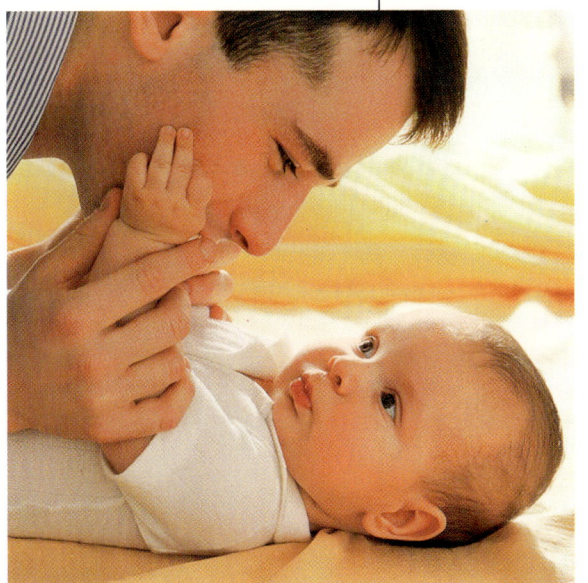

Übung 10

Zur Kräftigung der Nacken-
und Rückenmuskulatur eignet
sich folgende Übung, die ab
dem 5. Monat eingesetzt werden kann.

Ihr Baby liegt in Bauchlage vor Ihnen. Dabei umschließen Ihre Hände
den kleinen Brustkorb so, dass sie
wie ein Fächer den unteren Rippen-
bereich auf der Bauchseite stützen,
während die Daumen auf dem gleichen Bereich des Rückens liegen.
Heben Sie Ihr Kind nun langsam ab
zur Schwebelage. Dabei wird das
Baby angeregt den Kopf zu heben
und den Körper zu strecken.
Wenn Ihr Kleines diese Streckung
beherrscht, bereitet es ihm viel
Freude, wenn Sie es in dieser Lage
hochheben und über Ihrem Kopf
schweben lassen. Dann befindet sich
der Daumen am Brustrippenbogen,
während die restlichen Finger die
Rückenrippenpartie umschließen.
Achten Sie unbedingt darauf, dass
Sie schnelle und ruckartige Bewegungen vermeiden.

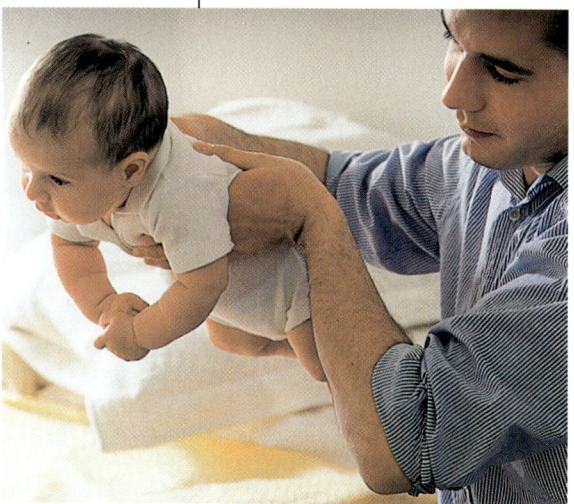

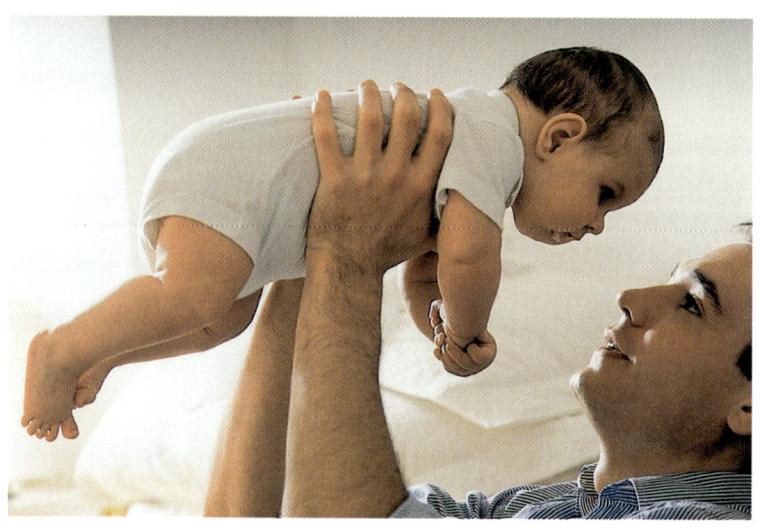

Übung 11

Diese Übung stärkt die
Rückenmuskulatur und kann
ab dem 4. Monat ausgeführt
werden.

Während Ihr Baby
in Bauchlage (das
Gesicht schaut
dabei zur Seite)
vor Ihnen liegt,
umfassen Sie bei-
de Unterschenkel
wie auf dem Foto
ersichtlich.

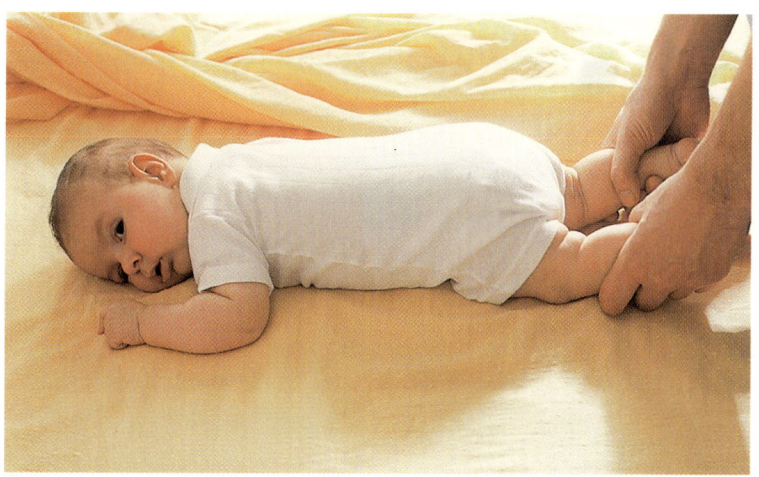

Dann heben Sie
die gestreckten
Beine, das Becken
und den Brustkorb
von der Unterlage
ab. Der Schulter-
gürtel und der
Kopf bleiben dabei
auf der Unterlage
liegen.

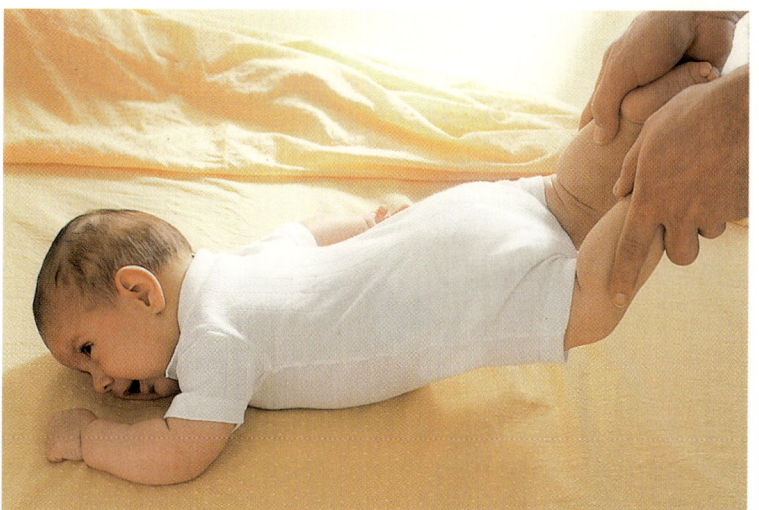

Übung 12

Bei der folgenden Übung, die eine Weiterführung von Übung 11 darstellt, werden alle Muskelgruppen angesprochen (ab dem 5. Monat).

Sie verfahren, wie in Übung 11 beschrieben, heben Ihr Kind aber jetzt so weit ab, dass nur der Kopf noch leichte Verbindung zur Unterlage hat.

delbewegung auszugleichen und spannen die Muskulatur reflektorisch an um sich entweder nach vorn, seitlich oder nach hinten aufzurichten.

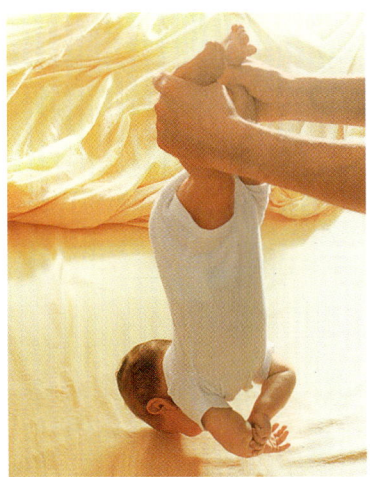

Bitte beim Ablegen sehr vorsichtig sein! Wenn Ihr Kind den Kopf nach hinten überstreckt, legen Sie es bitte auf den Bauch, zieht es den Kopf zum Brustbein hin an, legen Sie es bitte auf den Rücken.

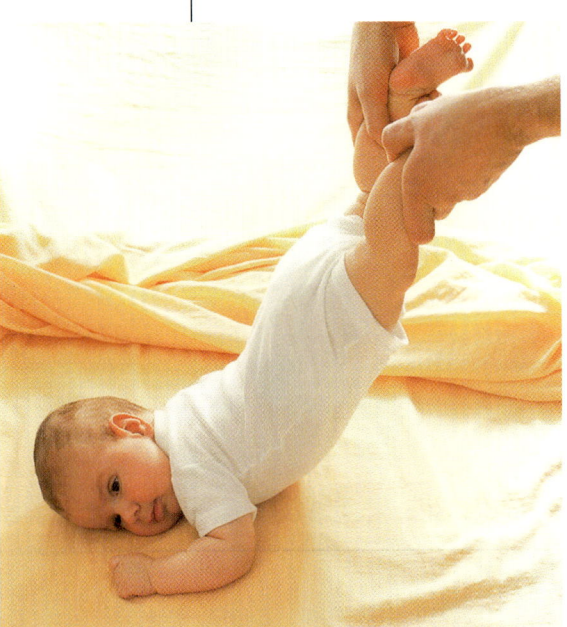

Wenn Ihr Kind darauf nicht ablehnend reagiert, können Sie es ein weiteres Stück abheben und vorsichtig hin- und herpendeln lassen. Dabei versuchen die Kinder, die Pen-

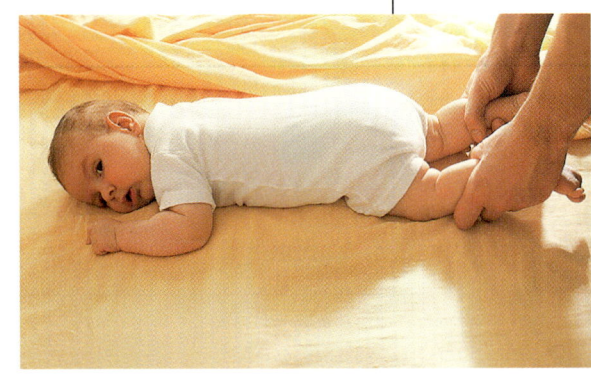

Übung 13

Eine weitere, sehr gut spielerisch einsetzbare Übung, bei der eine Vielzahl von Muskelgruppen aktiviert wird und die vom 4.– 5. Monat an ausgeführt werden kann, ist die folgende.

Sie legen Ihr Baby auf einen großen Gymnastikball und halten es an den Hüften gut fest. Bewegen Sie Ihr Kind nun langsam nach vorn und wieder zurück und wiederholen Sie dies einige Male. Ihr Kind wird dabei angeregt, seinen Kopf zu heben und die Beine zu strecken. Wenn das keine Probleme bereitet, wollen wir erreichen, dass es auch die Arme streckt und die Hände zum Greifen einsetzt. Zu diesem Zweck stellen Sie ein Lieblingsspielzeug so vor den Ball, dass es beim Vorrollen problemlos ergriffen werden kann.

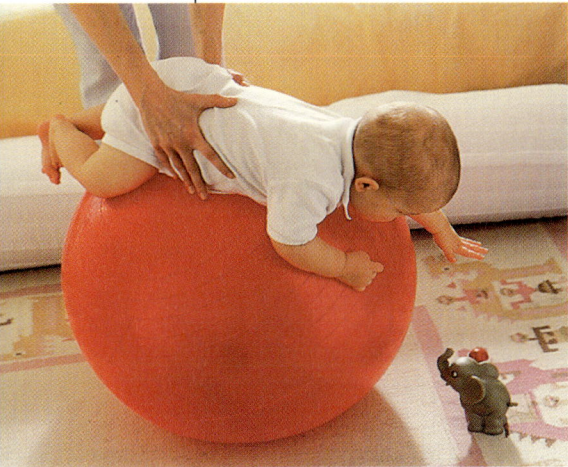

Übung 14

Bei dieser Übung, die eine Fortsetzung der vorangegangenen ist, werden wieder alle Muskelgruppen und zunehmend der Gleichgewichtssinn trainiert (ab dem 4.– 5. Monat)

Sie bewegen Ihr Kind nun auf dem Ball nicht nur langsam nach vorn und wieder zurück, sondern führen es im Kreis herum, wobei Ihr Baby versuchen wird durch geschicktes Ausgleichen das Gleichgewicht zu halten.

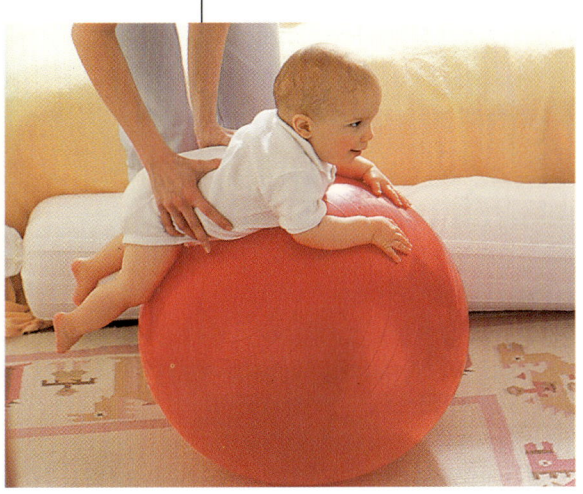

Übung 15

Zur Kräftigung sowohl der
Nacken- als auch der Bauchmuskulatur können Sie die
hier beschriebene Übung gut
ab dem 4. Monat einsetzen.

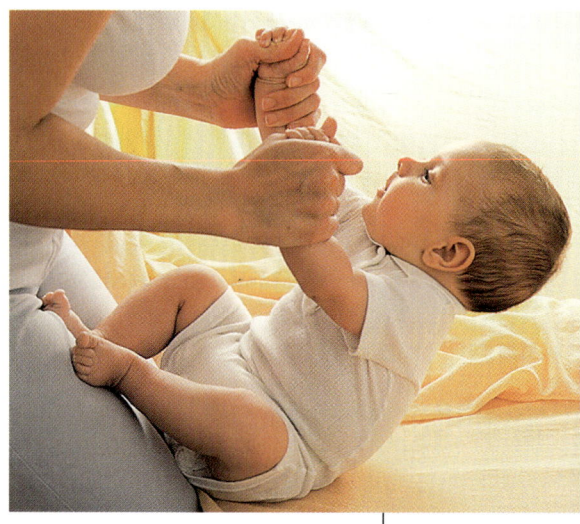

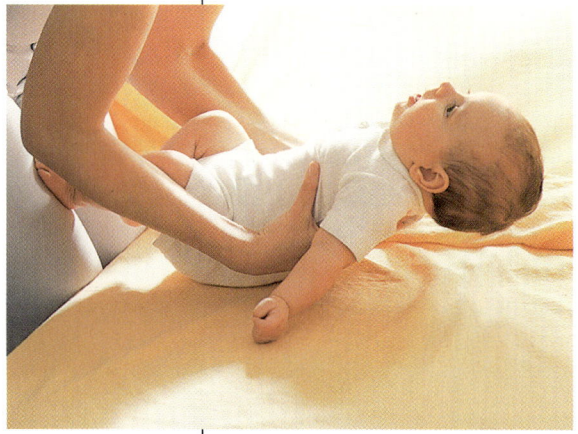

Aus der Rückenlage heraus umfassen Sie mit beiden Händen den
Brustkorb Ihres Kindes in Höhe des
unteren Rippenbogens und ziehen
leicht. Dies ist eine sehr gute
Vorübung zum Aufrichten.

Eine weitere Übung zum Aufrichten
in den Sitz kann so gestaltet werden, dass man dem Baby die Daumen reicht, die es umklammert, mit
den restlichen Fingern den Unterarm oberhalb des Handgelenkes um-
schließt und dann leichten Zug ausübt, bis das Kind sitzt. Dann legen
Sie das Kind langsam wieder zurück.

Übung 16

Diese Übung dient der Kräftigung der Oberschenkelmus-
kulatur – gleichzeitig wird die
Verdauung angeregt, da die
Beine in der Beugephase einen
leichten Druck auf den Bauch
ausüben. Sie ist einsetzbar ab
dem 3. Monat.

Ihr Kind liegt auf dem Rücken. Nun umfassen Ihre Hände die Beine oberhalb der Fußgelenke und strecken die Beine lang aus. Anschließend werden die Beine zum Bauch hin angebeugt und dann wieder lang ausgestreckt. Diese Übung können Sie im Wechsel ausführen (Rad fahren) oder auch mit beiden Beinen gleichzeitig üben.

Übung 17

Eine Kräftigung des Hüftgelenks und der Oberschenkelmuskulatur wird durch diese Übung erreicht, die Sie vom 4. Monat an einsetzen können. Führen Sie die Bewegung bitte nicht gegen den Widerstand des Kindes aus.

Die Beine werden ein Stück oberhalb der Fußgelenke umfasst und gerade abgehoben. Bitte achten Sie dabei darauf, dass die Knie möglichst durchgestreckt sind (aber nicht erzwingen!). Nun versuchen Sie bitte die Beine geschlossen langsam in Richtung Kopf zu bewegen und anschließend wieder gestreckt abzulegen.

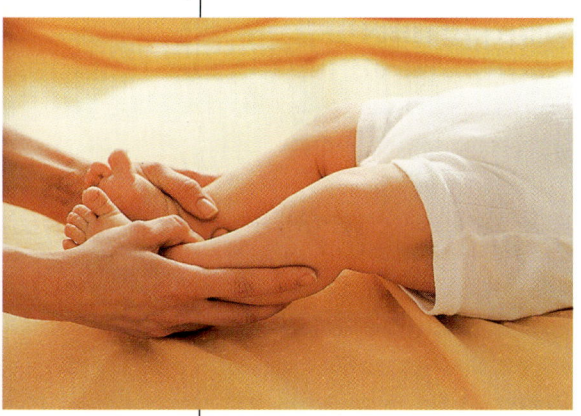

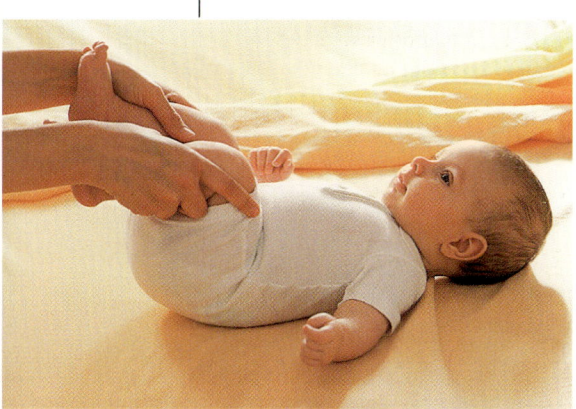

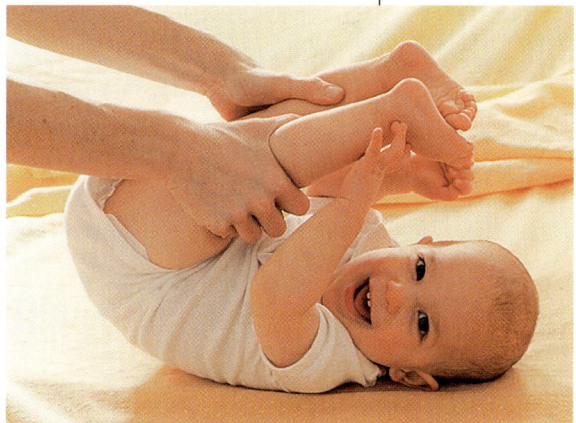

Übung 18

Mit dieser Übung wird eine Kräftigung der Bein-, Hüft- und Bauchmuskulatur erreicht; sie wird ab dem 6. Monat eingesetzt. Wichtig ist in jedem Fall, dass die Übung ausgeglichen, d.h. sowohl im als auch gegen den Uhrzeigersinn, durchgeführt wird.

Beide Beine werden oberhalb der Fußgelenke so umfasst, dass Ihr Zeigefinger zwischen den Unterschenkeln liegt um ein Aneinanderreiben der zarten Fußgelenke zu verhindern. Die andere Hand liegt auf dem Unterbauch des Kindes um das Becken auf der Unterlage zu halten. Sie heben die Beine zunächst etwas an und führen sie dann gestreckt in großen Kreisen zuerst über die Brust, dann auf die andere Seite und wieder nach unten. Bitte darauf achten, dass Sie bei dieser Übung wieder beide Seiten einbeziehen, also sowohl nach rechts als auch nach links kreisen!

Übung 19

Mit dieser Übung können Sie die Motorik Ihres Kindes sinnvoll unterstützen und nach und nach erreichen, dass das Baby bald gezielt seine Hände einsetzt um selbst nach den Zehen und Füßen zu greifen (einsetzbar ab dem 4. Monat).

Ihr Kind liegt mit gespreizten Oberschenkeln (Froschhaltung) auf dem Rücken. Sie umfassen die Unterschenkel so, dass Ihre Zeigefinger an den Außenkanten der Füße, die Daumen an den Fersen liegen. Nun heben Sie die Beinchen ab, sodass sie sich etwa in Bauchhöhe Ihres Kindes befinden und von dem Baby

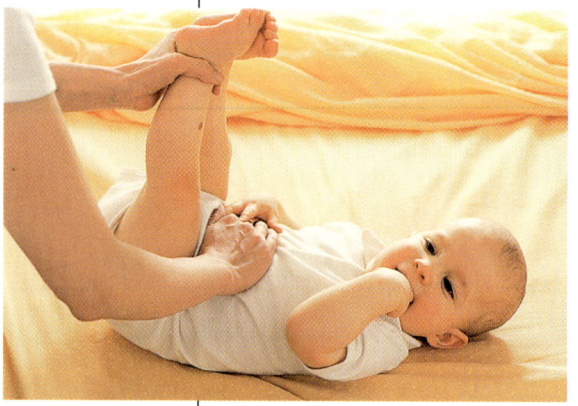

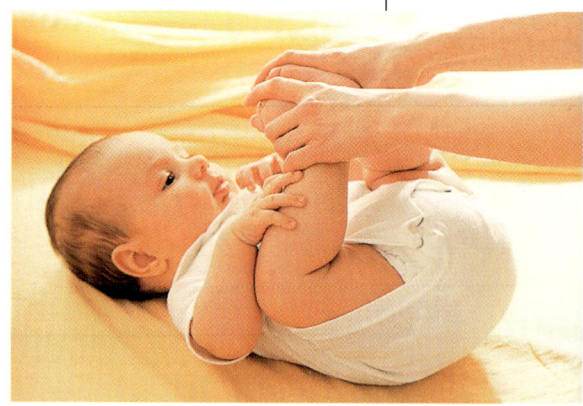

gut beobachtet werden können. Sie reiben oder klatschen die Füßchen sanft gegeneinander; dabei können Sie wieder sehr gut einen Kindervers oder ein Liedchen einsetzen. Ihr Kleines wird wahrscheinlich besonders vergnügt reagieren, wenn Sie versuchen mit seinen Zehen die Nase oder die Stirn anzutippen.

Übung 20

Nach den Übungen für die Beine wenden wir uns nun den Füßen zu.
Mit dieser Übung erreichen wir eine Kräftigung der Zehen, der Unterschenkelmuskulatur und auch des Fußgewölbes (einsetzbar ab dem 3. Monat).

Mit einer Hand umfassen Sie den Unterschenkel Ihres Babys, während die andere einen Druck auf den Bereich zwischen Fußsohle und Zehen ausübt. Dabei kommt es reflektorisch zum „Klammern" der Zehen. Man kann den Druck etwas nach links oder rechts verschieben und damit eine dementsprechende Bewegung des Fußes bewirken.

Wenn Sie anschließend den Fußrücken berühren, wird sich der Fuß automatisch strecken. Bitte führen Sie die Übung immer im Wechsel zwischen Beugung und Streckung aus.

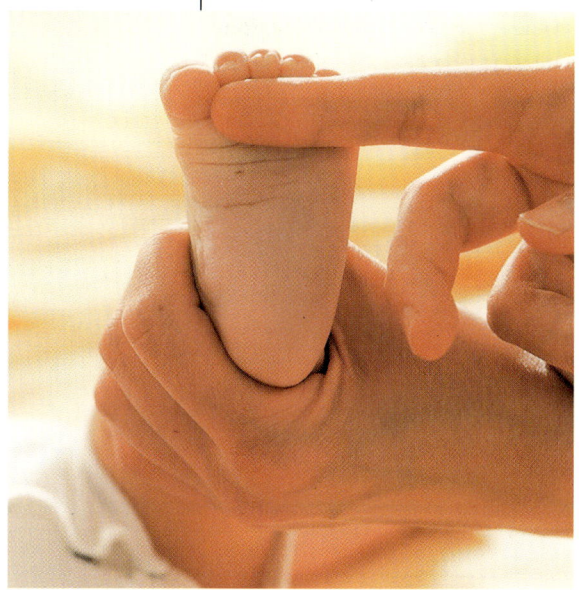
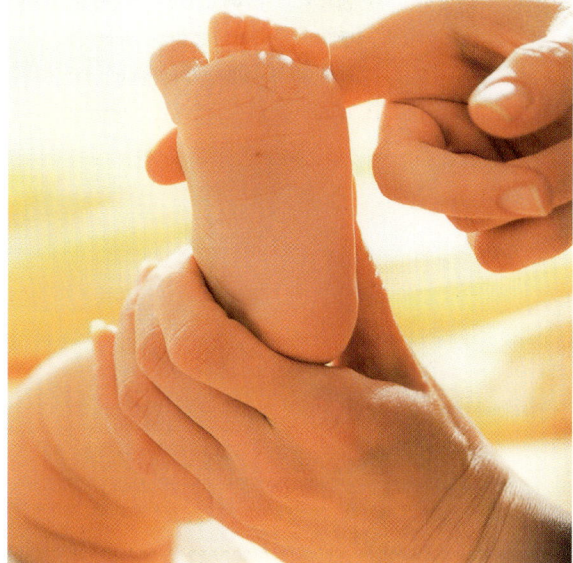

Übung 21

Knick- und Senkfüße sind schon bei Kindern häufig festzustellen. Um ihnen vorzubeugen, kann man folgende Technik einsetzen (ab dem 3. Monat):

Ihr Kind liegt in Rückenlage vor Ihnen, wobei das Becken fest auf der Unterlage liegen bleibt und die Ober schenkel abgespreizt sind. Sie umfassen die Unterschenkel – die Knie sind dabei weit auseinander – und halten die Fußsohlen so aneinander, dass sich Fersen, Fußaußenkanten und kleine Zehen berühren. Streichen Sie nun mit Ihren Daumen an den Innenseiten der Füße zu den großen Zehen hin, sodass sich die Füße nur noch an den Außenkanten berühren. Dies ist der Ausbildung des Fußgewölbes förderlich.

Übung 22

Diese Übung dient der Förderung des selbstständigen Drehens von der Rücken- in die Bauchlage und umgekehrt (einsetzbar ab dem 4. – 5. Monat).

Ihr Baby liegt in Rückenlage vor Ihnen. Mit der rechten Hand geben Sie der linken Hüfte Ihres Kindes Halt, während Ihre linke das angewinkelte rechte Bein umfasst und es so über das gestreckte Bein führt, dass das Baby automatisch zur Drehung kommt. Auch diese Übung bitte wieder nach beiden Seiten ausführen! Zu Beginn ist es möglich, dass die Kinder Probleme haben das zunächst unter dem Körper liegende Ärmchen selbstständig zu befreien. Mit ein bisschen Hilfe klappt diese Übung von Anfang an, mit zu-

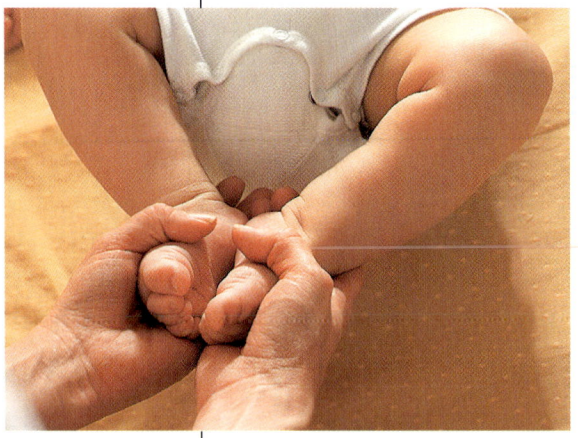

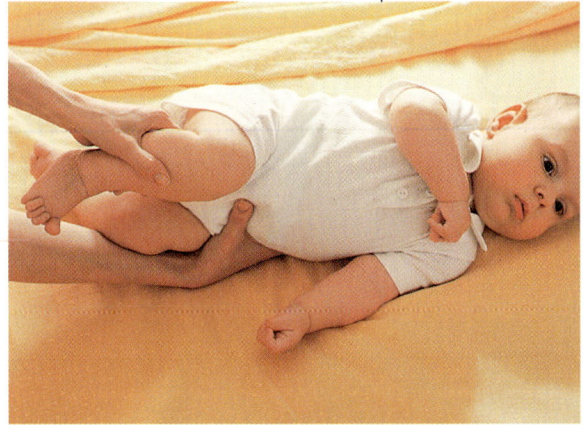

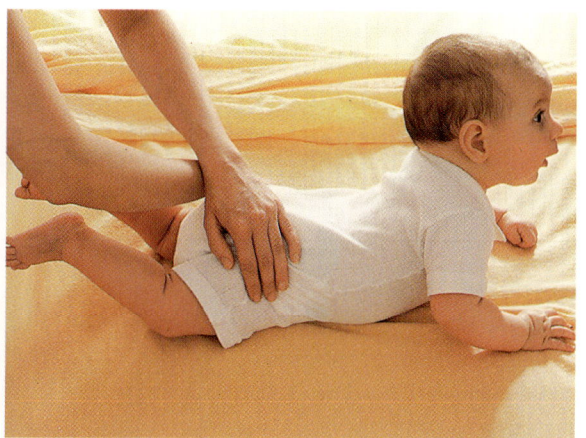

chen lang gestreckt. Bitte achten Sie darauf, dass Sie diese Übung immer diagonal und natürlich auch im Wechsel ausführen. Wenn Sie sich den Ablauf dieser Übung vergegenwärtigen, werden Sie feststellen, dass das Baby im Liegen genau die Bewegungen ausführt, die es im Vierfüßlerstand einsetzen würde um vorwärts zu krabbeln.

nehmender Übungshäufigkeit gelingt sie Ihrem Kind dann allein.

Übung 23

Ab dem 5. Monat können Sie beginnen, auf die spätere Krabbelphase Ihres Kindes Einfluss zu nehmen. Sowohl für die motorische als auch für die geistige Entwicklung ist das sehr wichtig.

Ihr Kind liegt wieder in Rückenlage vor Ihnen. Nun umgreifen Sie mit einer Hand den Unterschenkel des einen Beinchens, mit der anderen den gegenüberliegenden Unterarm des Kindes. Während Sie nun Babys Beinchen zum Bauch hin anbeugen, wird der Arm sanft nach oben neben den Kopf gestreckt.
Dann wird der Arm wieder neben den Körper geführt und das Bein-

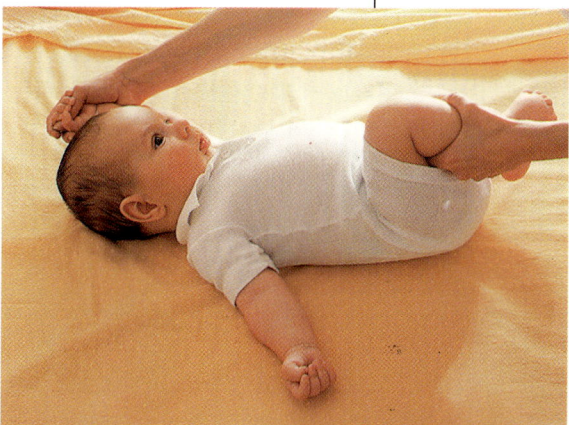

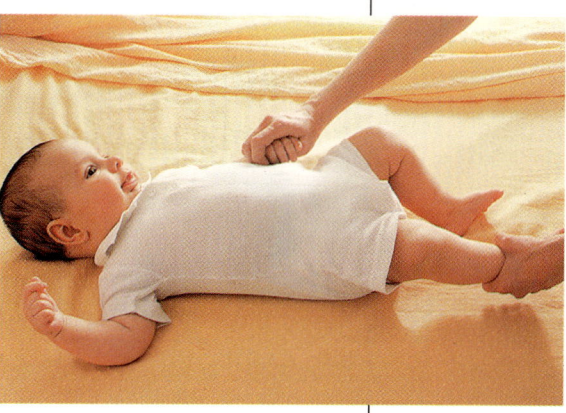

Übung 24

Sobald Ihr Kind krabbelt, können Sie den Armstütz üben, der anschließend in die Schubkarrenübung übergehen kann.

Während sich Ihr Kind auf seine gestreckten Ärmchen stützt, umfassen Sie mit einer Hand beide Beine oberhalb der Fußgelenke, sodass ein Finger zwischen den Knöcheln liegt, damit sie nicht aneinander reiben. Die andere Hand stützt schalenförmig den Brustkorb bis zur Taille.

Erweitern Sie die Übung dann derart, dass Sie mit beiden Händen das Kind in den Hüften bis hin zum Oberschenkel stützen, während es sich fest auf seine Arme stemmt. Sobald es diese Übung beherrscht, wird es beginnen sich auf seinen Händen vorwärts zu bewegen. Das kann man unterstützen, indem man ein begehrenswertes Spielzeug in einiger Entfernung aufstellt und das Kind auffordert es sich zu holen.

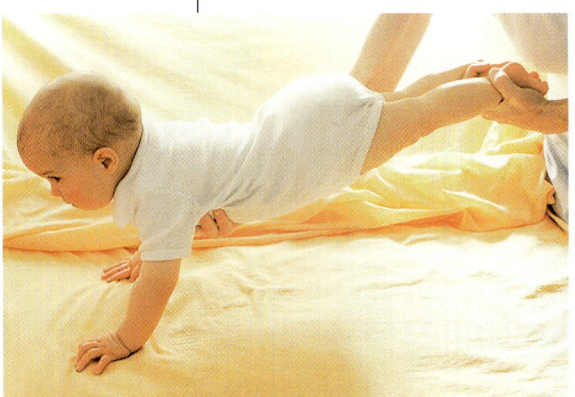
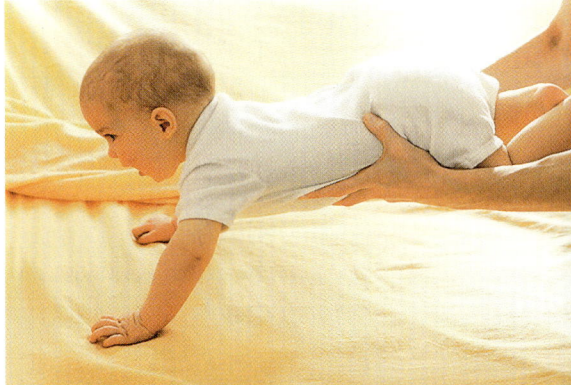

Übung 25

Die folgende Übung kräftigt die gesamte Rumpfmuskulatur und kann ab dem 8. Monat eingesetzt werden.

Sie nehmen Ihr Baby nun so auf, dass sein Rücken an Ihrem Oberkörper anliegt. Während Sie es mit einem Arm in Hüfthöhe festhalten, stützen Sie mit der anderen Hand den Brustkorb Ihres Kindes.

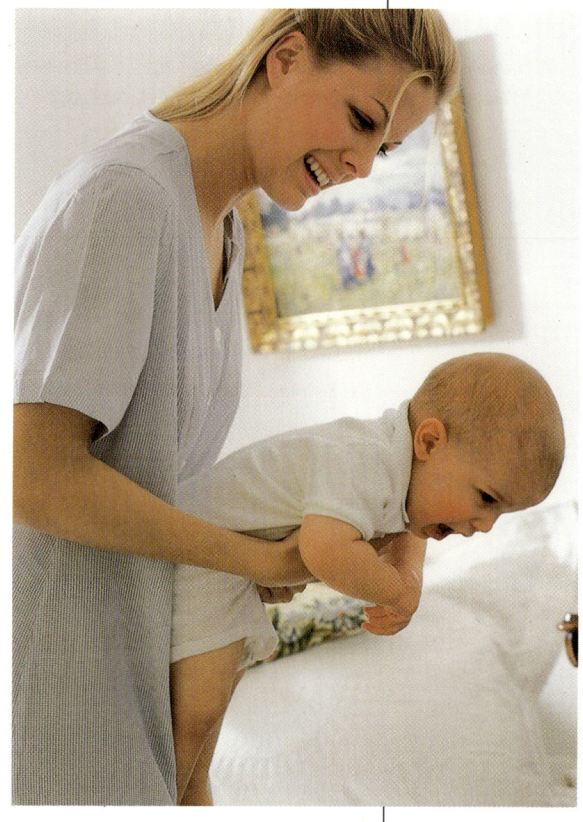

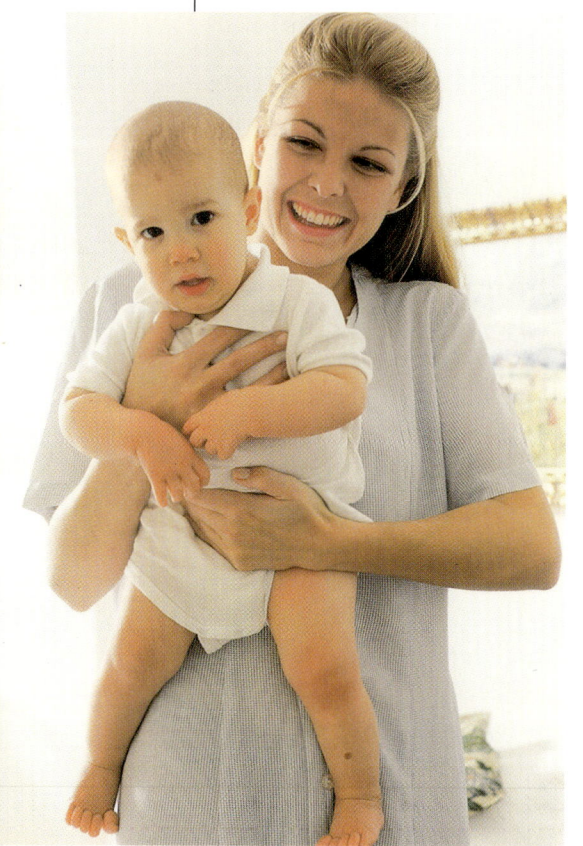

Beugen Sie sich nun mit Ihrem Kleinen nach vorn, sodass es in der Hüfte abknickt, und richten Sie sich anschließend wieder auf. Ihre Hand, die fächerförmig am Brustkorb Ihres Kindes anliegt, unterstützt mit ganz sanftem Druck die Bemühung des Babys sich ebenfalls aufzurichten.

Übung 26

Diese Übung fördert das aufrechte Stehen und kräftigt die Beinmuskulatur (ab dem 6. – 8. Monat).

Ihr Kind sitzt vor Ihnen und Sie umfassen mit einer Hand die nebeneinander stehenden Füße, sodass Ihr Zeigefinger dazwischen liegt. Der Daumen fasst den einen Fuß, die restlichen Finger umgreifen den anderen und halten ihn auf der Unterlage. Mit der zweiten Hand umfassen Sie beide Handgelenke Ihres Babys.

Anschließend ziehen Sie es so nach vorn, dass es sich aufrichten kann. Automatisch stemmt das Kind die Füße auf die Unterlage und streckt sich zum Stand.

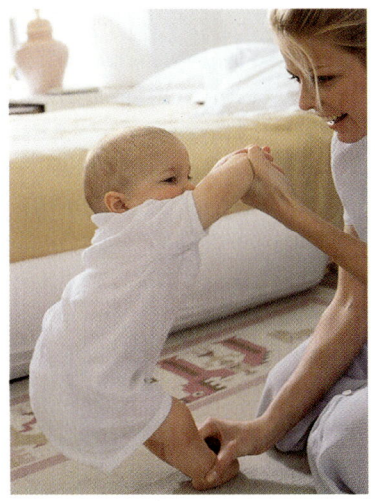

Lassen Sie es sich anschließend wieder hinsetzen usw. Unterstützen Sie die Übung, indem Sie Ihrem Kind in der jeweiligen Phase sagen, dass es nun ganz klein oder ganz groß sei.

Übung 27

Wenn die Kinder zu laufen beginnen, sollte für die Kräftigung der Beinmuskulatur und der Fußsohlen gesorgt werden. Lassen Sie Ihr Kind sooft als möglich im Sand oder auf einer Wiese barfuß laufen um damit die gesunde Entwicklung und Ausbildung des Fußes zu unterstützen.
Die folgende Übung dient der zusätzlichen Kräftigung der Bein- und Fußmuskulatur, sobald das Kind läuft.

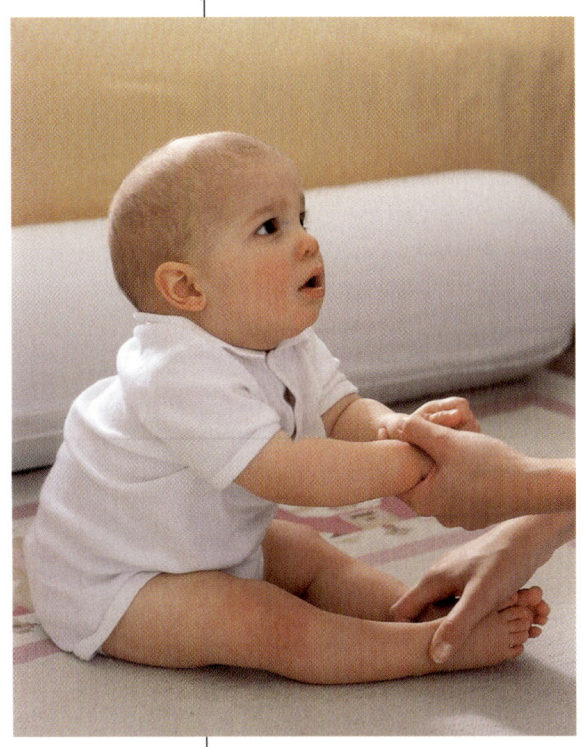

So können Sie die unterschiedliche Belastung des Fußes üben: Ihr Kind steht mit dem Rücken vor Ihnen, während Sie mit Ihren Händen seine Handgelenke umschließen. Beginnen Sie nun mit Ihrem Kind so zu laufen, dass es abwechselnd mit den Zehenspitzen und dann wieder mit der ganzen Fußsohle auftritt, d.h., Sie heben es etwas nach oben, lassen es wieder nach unten usw.

Übung 28

Umfassen Sie die Handgelenke Ihres Kindes und lassen Sie es an Ihrem Körper hochklettern.

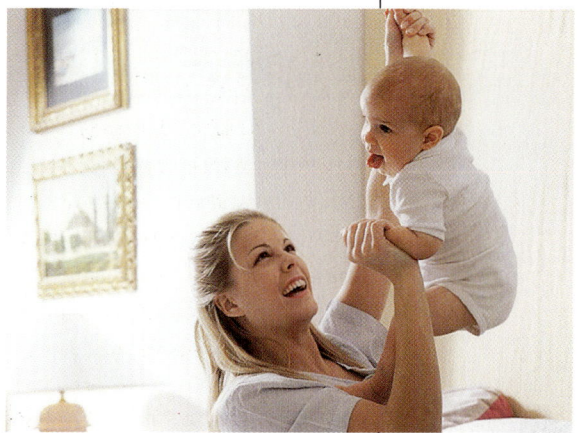

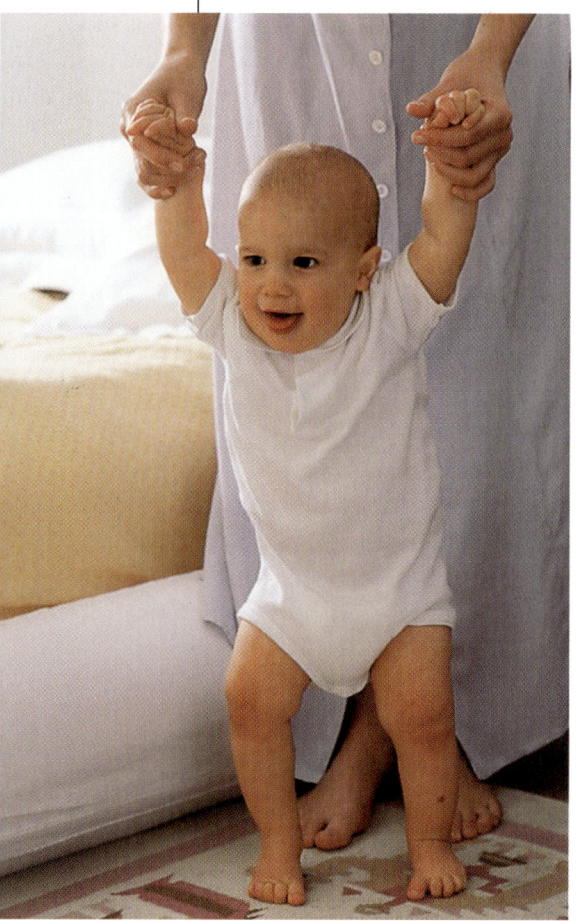

Das war eine Auswahl an Übungen, die Sie natürlich erweitern können. Führen Sie Ihr Kind an neue Übungen bitte immer langsam heran und muten Sie ihm nicht zu viel zu. Sport ist für die Entwicklung und später für die Erhaltung der Gesundheit unverzichtbar. Wenn Sie Ihr Kind spielerisch an derartige Übungen heranführen und sie nicht nur sporadisch, sondern ganz regelmäßig durchführen, wird die gezielte körperliche Betätigung Ihrem Kleinen bald viel Freude bereiten und zum festen Tagesprogramm gehören.

Vorschläge für Übungs- programme

Übungen ab dem 3. Lebensmonat

■ Übung 1, 2 oder 3 – wirken sich positiv auf die Muskulatur der Arme und des Schultergürtels aus

■ Übung 4 – Spannungen im Rücken werden gelöst, der Brustkorb wird geweitet, zusätzlich wird die Schultermuskulatur wirkungsvoll gekräftigt

■ Übung 5 – Kräftigung der Nackenmuskulatur

■ Übung 6 und 7 – Stabilisierung der Nacken-, Schulter- und Rückenmuskulatur und Förderung der Handentfaltung

■ Übung 8 – Unterstützung der Handentfaltung

■ Übung 16 – Kräftigung der Oberschenkelmuskulatur und Anregung der Verdauung

■ Übung 20 – Kräftigung der Zehen, des Fußgewölbes und der Unterschenkelmuskulatur

■ Übung 21 – Unterstützung der Ausbildung des Fußgewölbes um Knick– und Senkfüßen vorzubeugen

Übungen ab dem 4. Lebensmonat

■ Übung 1, 2 oder 3 – diese drei Übungen können Sie natürlich auch weiterhin für die Kräftigung der Muskulatur der Arme und des Schultergürtels einsetzen

■ Übung 4 – ebenfalls weiterhin durchführbar zur Kräftigung der Schultermuskulatur, zum Spannungsabbau im Rücken und zur Weitung des Brustkorbs

■ Übung 8 – Unterstützung der Handentfaltung

■ Übung 11 – Kräftigung der Rückenmuskulatur

■ Übung 13 – bei dieser Übung wird eine Vielzahl von Muskelgruppen sehr gut angesprochen

■ Übung 15 – dient der Kräftigung der Nacken- und der Bauchmuskulatur

■ Übung 17 – diese Übung dient der Kräftigung der Hüftgelenke und der Oberschenkelmuskulatur

■ Übung 19 – Unterstützung der Motorik des Kindes
■ Übung 21 – zur besseren Ausbildung des Fußgewölbes einsetzbar
■ Übung 22 – Förderung des selbstständigen Drehens von der Rücken- in die Bauchlage und umgekehrt

Übungen ab dem 5. Lebensmonat

■ Übung 1, 2 oder 3 – sind auch weiterhin möglich für die Kräftigung der Muskulatur im Arm- und Schulterbereich, auch wenn früher damit begonnen werden kann
■ Übung 4 – auch diese Übung sollte beibehalten werden
■ Übung 9 – eine weitere Technik zur Handentfaltung
■ Übung 10 – Kräftigung der Nacken- und Rückenmuskulatur
■ Übung 12 – als Weiterführung von Übung 11 bietet sich diese Technik an, bei der alle Muskelgruppen trainiert werden
■ Übung 13 – positive Auswirkung auf unterschiedliche Muskelgruppen

■ Übung 14 – als Weiterführung von Übung 13 wirkt sich diese Technik positiv auf die Motorik und das Gleichgewichtszentrum Ihres Kindes aus
■ Übung 15 – zur Kräftigung der Nacken- und Bauchmuskulatur weiterhin einsetzbar
■ Übung 21 – zur Ausbildung des Fußgewölbes weiter empfehlenswert
■ Übung 22 – auch diese Übung können Sie weiterhin zur Förderung des selbstständigen Drehens einsetzen
■ Übung 23 – Vorbereitung auf die Krabbelphase

Übungen ab dem 7. Lebensmonat

■ Übung 1, 2 oder 3 – können beibehalten werden
Übung 4 – weiterhin positiv zur Weitung des Brustkorbes, zur Kräftigung der Schultermuskulatur und zum Abbau von Spannungen im Rückenbereich
■ Übung 10 – zur Kräftigung der Nacken- und Rückenmuskulatur
■ Übung 12 – dabei werden alle Muskelgruppen trainiert

■ Übung 14 – auch diese Übung wirkt sich positiv auf die verschiedenen Muskelgruppen und zusätzlich auf die Fähigkeit Ihres Kindes aus seinen Körper im Gleichgewicht zu halten

■ Übung 15 – zur Kräftigung der Nacken– und Bauchmuskulatur einsetzbar, bis das Kind sich allein zum Sitz aufrichtet

■ Übung 18 – zur Stärkung der Bauch-, Hüft- und Beinmuskulatur

■ Übung 21 – unterstützen Sie die Ausbildung der Fußgewölbe Ihres Kindes weiterhin durch diese Übung

■ Übung 23 – Unterstützung der Krabbelphase

■ Übung 24 – dabei wird eine Vielzahl von Muskelgruppen sehr wirkungsvoll angesprochen

Für Kinder vom 9. Monat an gilt der vorhergehende Übungsplan. Zusätzlich wird folgende Übung eingesetzt:

■ Übung 25 – durch diese Technik erzielen Sie eine Kräftigung der gesamten Rumpfmuskulatur

Übungen ab dem 10. Lebensmonat

■ Übung 4 – wenn Ihr Kind die Bereitschaft signalisiert, diese Übung weiterhin durchzuführen, sollten Sie sie beibehalten

■ Übung 10 – bei dieser Technik ist die zweite Variante vorzuziehen

■ Übung 12 – auch diese Übung ist weiterhin einsetzbar

■ Übung 17 – zur Kräftigung des Hüftgelenks und der Oberschenkelmuskulatur ebenfalls weiter durchführbar

■ Übung 20 – da Ihr Kind jetzt in zunehmendem Maße versucht zu stehen und zu laufen, sollten Sie weiterhin den Beinen und Füßen Aufmerksamkeit widmen

■ Übung 25 – die Übung für die Rumpfmuskulatur behalten Sie bitte weiter bei

■ Übung 26 – Kräftigung der Beinmuskulatur und Förderung des aufrechten Stehens

■ Übung 27 – dient der Kräftigung der Bein– und Fußmuskulatur, sobald das Kind zu laufen beginnt

■ Übung 28 – diese Übung unterstützt die Motorik Ihres Kindes

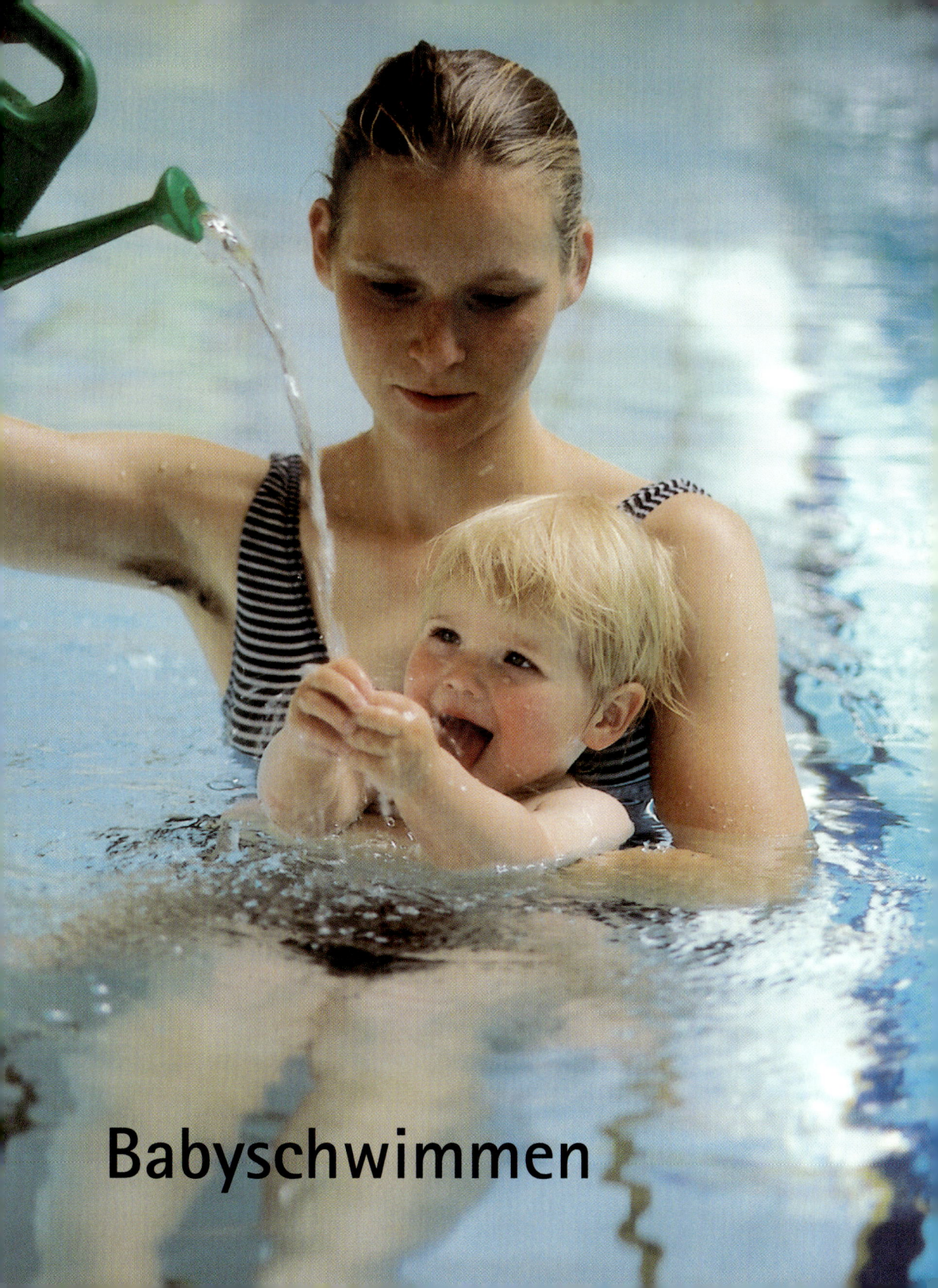

Babyschwimmen

Kinder in ihrem Element

Durch die in diesem Buch beschriebenen Möglichkeiten dem Baby schon ab einem Alter von 3 Monaten die Freude an der Bewegung im Wasser nahe zu bringen, legen Sie einen Grundstein für das spätere Schwimmenlernen Ihres Kindes. Denn erst im Alter von etwa drei Jahren ist das Kind in der Lage wirklich gezielt schwimmen zu lernen. Zu diesem Zeitpunkt wird es fähig sein die erforderliche Atemtechnik zu erlernen, sie einzusetzen und Bewegungen zu koordinieren. Das Element Wasser aber ist dem Baby bereits aus der Zeit im Mutterleib vertraut. Und nach der Geburt schließt es sofort Bekanntschaft mit „richtigem" Wasser, wenn es das Willkommensbad genießen kann.

Es sollte wirklich ein Willkommensbad sein, das das Neugeborene empfängt und ihm Zeit lässt, ins Gleichgewicht zu kommen, sich langsam zu strecken und zu entspannen, sich sicher und geborgen zu fühlen. Bitte behalten Sie diese ausgeglichene Grundhaltung auch bei, wenn Sie, zu Hause angekommen, Ihr Baby nun allein baden. Geben Sie Ihrem Kind, bevor Sie es waschen, immer erst die Möglichkeit, das sanfte Schaukeln des wohlig warmen Wassers entspannt zu genießen.

Die ersten Erfahrungen, die das Kind beim Baden in der Wanne sammelt, sind oft ausschlaggebend für sein Verhalten beim Babyschwimmen, denn im Prinzip ist das Baden ja bereits der Beginn.

Das sagen die Experten

Die positiven Wirkungen

Da alle Bewegungsabläufe im Wasser sehr viel leichter zu vollziehen sind als außerhalb, bietet sich diese Art der motorischen Entwicklungsförderung geradezu an. Wasser stimuliert die Sensorik und die Motorik Ihres Babys, es vermittelt neue Erfahrungen und schult die geistige Aufnahmefähigkeit Ihres Kindes. Das günstige spezifische Gewicht des Körpers im Wasser und die angeborenen Reflexschwimmbewegungen (man nimmt dabei an, dass es sich um erste Kriechbewegungen handelt, die dem Kleinen im Wasser nun einmal sehr viel leichter fallen) sind bei der Motorikschulung eine immense Hilfe.

Einerseits kann man hyperaktiven Kindern mit dem Babyschwimmen die Möglichkeit bieten Energien durch gesteigerte körperliche Aktivität, die das Wasser herausfordert, abzubauen. Andererseits können Kinder mit einer Bewegungsschwäche angeregt werden. Häufig wurde beobachtet, dass Kinder, die kontinuierlich am Babyschwimmen teilgenommen hatten – der Aufbau dauert 3–4 Monate –, weniger motorische Koordinationsfähigkeitsprobleme aufwiesen, widerstandsfähiger gegen Infekte waren und früher als andere Kinder Nachfolgebewegungen, wie Krabbeln und Laufen, beherrschten. Immer häufiger werden Orthopäden und Kinderärzte bereits mit verschiedenen Problemen im frühen Kindesalter, wie extremen Haltungsschäden und zum Teil dadurch bedingten Erkrankungen innerer Organe sowie Hyperaktivität, konfrontiert. In langjährigen Untersuchungen wurde festgestellt, dass frühzeitige Bewegungsschulung im Wasser nicht nur eine bessere motorische und geistige Entwicklung des Kindes zur Folge hat, sondern auch positive Auswirkungen auf die Herz-Kreislauf-Tätigkeit und die Atmung sowie ein gewisser Abhärtungseffekt zu verzeichnen sind. Namhafte

123

Fachleute weisen immer wieder auf die Vorteile des Babyschwimmens hin. Einige Äußerungen zu diesem Thema sollen deshalb hier angeführt werden.

Prof. Hellbrügge, München: „Baby- und Kleinkinderschwimmen hat enorme physische und psychische Auswirkungen auf den Entwicklungsprozess des Kindes, stellt eines der dringendsten ärztlichen Anliegen dar und muss ärztlich befürwortet werden."

Prof. Betke, München: „Kleinkinderschwimmen ist ebenso wichtig wie Impfen. Die durch Zivilisationseinflüsse immer häufiger auftretenden Haltungs- und Kreislaufschäden bei Kindern und Kleinkindern sind alarmierend und wären durch frühzeitiges Schwimmenlernen vermeidbar."

Prof. Diem, Köln: „Durch das Babyschwimmen werden Kinder kontaktfreudiger, finden sich besser in der Gruppe zurecht, reagieren auf Enttäuschungen gelassener, lassen sich nicht so schnell einschüchtern, können ihre Leistungsfähigkeit besser einschätzen, sind aktiver, können sich besser durchsetzen, lösen konzentrierter eine Aufgabe, werden intelligenter, reagieren schneller und beherrschen ihren Körper besser."

Prof. Rosemeyer, München: „Babyschwimmen ist in diesem Alter die geeignetste Bewegungsart zur Förderung des Skelett- und Bewegungsapparates und aus orthopädischer Sicht dringend zu empfehlen."

Hier ist Vorsicht geboten

Grundsätzlich hat das Babyschwimmen also einen sehr positiven Einfluss auf die Gesamtentwicklung Ihres Kindes, vorausgesetzt, Sie nehmen mit Ihrem Kind regelmäßig und mindestens einmal wöchentlich daran teil.

Dies trifft auch auf Kinder zu, deren Entwicklung durch Behinderungen verschiedenster Art stark verzögert ist. Gerade bei ihnen unterstützt eine möglichst frühzeitig begonnene Stimulierung der Sinne über die spielerische Bewegung im Wasser die Therapie. Bitte konsultieren Sie aber in diesen Fällen zunächst unbedingt Ihren Kinderarzt, da eine motorisch-geistige Behinderung mit einer

Organschädigung (Nieren, Herz usw.) gepaart sein kann und in dieser Situation der Facharzt entscheiden muss, ob Ihr Kind am Babyschwimmen teilnehmen kann.

Auch bei Kindern, die häufig unter Ohrentzündungen leiden, ausgesprochen infektanfällig sind und zu Pilzinfektionen neigen, ist abzuwägen, ob das Babyschwimmen die richtige Art der Entwicklungsförderung darstellt. Auch in diesen Fällen entscheidet selbstverständlich der Kinderarzt.

Babyschwimmen und Babytauchen

Häufig wird der Begriff „Babyschwimmen" mit „Babytauchen" gleichgesetzt, wobei das eine mit dem anderen aber nichts zu tun hat.

Zum Babytauchen gibt es unterschiedliche Auffassungen. Der angeborene Atemschutzreflex des Neugeborenen verhindert, dass das Baby, wenn es untaucht, Wasser schluckt und es eventuell aspiriert, d.h. Wasser gelangt in die Lunge. Dieser Reflex verschwindet normalerweise zwischen dem 3. und dem 6. Monat. Da man jedoch nie voraussagen kann, wann sich der Atemschutzreflex bei dem jeweiligen Kind verliert, und das gezielte Erlernen der für das Tauchen erforderlichen Atemtechnik noch nicht möglich ist, sind Tauchmanöver in diesem Alter doch recht fragwürdig und gefährlich.

Es hat in der Vergangenheit immer wieder Fälle gegeben, bei denen Kinder extrem viel Wasser schluckten oder sogar einatmeten und in die Lunge bekamen. Abgesehen davon verstößt die Methode das Kind gegen seinen Willen unterzutauchen gegen den Vertrauens- und Sicherheitsanspruch Ihres Babys. Bitte warten Sie den Zeitpunkt ab, zu dem Ihr Kind von sich aus signalisiert, dass es die Luft anhalten kann und den Kopf ohne Angst untertaucht.

Eine gute Vorbereitung

Der Badespaß beginnt zu Hause

Auf alle Fälle sollte Ihr Kind schon gut mit dem Element Wasser vertraut sein, bevor Sie es zum Babyschwimmen bringen. Das heißt, Sie sollten es zu Hause bereits darauf vorbereitet haben. Der Raum, in dem das Baby gebadet wird, sollte dazu angenehm warm sein. Bitte achten Sie auch darauf, dass es nicht zieht. Die Wassertemperatur soll grundsätzlich 37° Celsius nicht übersteigen. Nach und nach beginnen Sie, kurz bevor das Baby aus der Wanne genommen wird, es auf die etwas niedrigeren Wassertemperaturen des Schwimmbeckens vorzubereiten, indem Sie einen Schwamm oder Seifenlappen mit etwas kühlerem Wasser (beginnen Sie dabei, die Temperatur von zunächst 35° Celsius auf später 32° Celsius abzusenken) tränken und die Schulterpartie des Kindes abreiben. Dies ist nicht nur eine wichtige Voraussetzung für

die erste Babyschwimmstunde, sondern fördert die Widerstandskraft Ihres Kindes und regt die Atemmuskulatur und den Kreislauf an. Versuchen Sie selbst beim Baden Ihres Babys so entspannt und sicher wie möglich zu sein, da Ihr Kleines Unsicherheiten spürt und ängstlich darauf reagiert. Leise Musik im Hintergrund wirkt nicht nur auf Ihr Kind entspannend und beruhigend! Natürlich können Sie auch Babys Bedürfnis nach Hautkontakt nachkommen und gemeinsam in die große Wanne gehen. Legen Sie sich den kleinen Körper auf Ihre Brust und schaukeln ihn sanft hin und her, immer darauf achtend, dass der Körper des Babys im warmen Wasser bleibt. Es merkt dabei, dass auch Sie entspannt und ruhig sind, spürt den Herzschlag und fühlt sich sicher und geborgen. Wenn Sie gemeinsam baden wollen, achten Sie darauf, dass eine dritte Person anwesend ist, die Ihnen das Baby in die Wanne reicht und auch wieder abnimmt, wenn das Bad beendet ist. Für die Väter stellt das Bad mit dem Baby eine wunderbare Möglichkeit der engen Vertrautheit, des Hautkontakts dar, was natürlich auch auf das Babyschwimmen zutrifft.

Der erste Schwimmbadbesuch

Nach diesen Vorbereitungen können Sie mit Ihrem Baby, wenn es etwa drei Monate alt ist, zum ersten Mal zum Babyschwimmen gehen. Zu diesem Zeitpunkt sind die Wachphasen des Kindes bereits ausgeprägter, die Eltern routinierter und sicherer im Umgang mit dem Kleinen und das Baby verkraftet den Transport zur Schwimmhalle und die Reize, die durch die unbekannte Umgebung ausgelöst werden, besser. Bitte versuchen Sie, sich dem Wachrhythmus des Babys anzupassen, wenn Sie schwimmen gehen. Die letzte Mahlzeit sollte ungefähr eine Stunde zurückliegen um bei den Kindern kein Unbehagen durch einen zu vollen Magen auszulösen. Nach dem Schwimmen kann es sein, dass Ihr Kleines großen Hunger verspürt oder durstig ist – bitte sorgen Sie für diesen Fall unbedingt vor. Selbstverständlich ist Ihr Kind zum Zeitpunkt des geplanten Schwimmbadbesuches gesund; verschieben Sie den Termin beim kleinsten Anzeichen einer Infektion. In fraglichen Situationen konsultieren Sie bitte erst den Kinderarzt. Informieren Sie sich zunächst, welche Schwimmhalle Ihren Erwartungen entspricht. Die Wassertemperatur soll in dem entsprechenden Schwimmbecken 31 – 33 ° Celsius betragen. Diese Temperatur regt das Kind zu motorischen Aktivitäten an, ohne dass es friert. Niedrigere Werte sind für Kinder dieses Alters nicht ausreichend, da es durch Unterkühlung zu Infektbereitschaft und Spätschäden, wie Blasen– und Nierenentzündungen, kommen kann.

Das Schwimmbad sollte über ein Schwimmbecken mit etwa 1,30 Meter Tiefe verfügen, in dem Sie selbst gut stehen und Ihr Kind mühelos im Wasser halten können, ohne sich bücken zu müssen. Dieses Becken sollte wenn möglich vom Becken für Schwimmer getrennt sein.

Erkundigen Sie sich bitte, ob es spezielle Zeiten für das Mutter-Kind-Schwimmen gibt, oder suchen Sie eine Zeit aus, zu der die Schwimmhalle wenig frequentiert ist, damit Ihr Kind nicht zu vielen äußeren Reizen ausgesetzt wird.

Neben geheizten Fensterbänken sollten möglichst Wickeltische in der Nähe des entsprechenden Schwimmbeckens vorhanden sein, auf denen Sie Ihr Kleines nach dem Schwimmen schnell und bequem abtrocknen können.

Ehe Sie nun Ihren ersten Schwimmtermin planen, überlegen Sie bitte in Ruhe, welche Dinge Sie benötigen. Zunächst brauchen Sie ein Transportmittel für das Kleine. Für junge Säuglinge empfiehlt es sich, die Tragetasche oder die Autosicherheitsschale mit in die Schwimmhalle zu nehmen. Während Sie sich umziehen, wissen Sie Ihr Baby sicher aufgehoben.

Für Ihr Kind benötigen Sie ein Frotteehöschen (in manchen Schwimmhallen werden auch Windeln verlangt, die allerdings die Lage des Kindes im Wasser beeinträchtigen), ein flauschiges Badetuch, Pflegemittel für die Haut, etwas Zellstoff zum Trocknen der Ohren (für Kinder mit starkem Haarwuchs auch einen Föhn mitnehmen), Kleidung und Windeln, Nahrung, Spielzeug für das Wasser und eine Schwimmhilfe.

Schwimmhilfen

Diese Schwimmhilfen haben Vor- und Nachteile. Für Ihre ersten Stunden mit dem Baby im Schwimmbecken ist es aber unbedingt ratsam, eine zu benutzen.

Im Handel sind überall ganz unterschiedliche Schwimmhilfen erhältlich: aufblasbare Schwimmreifen, Armflügel, Anzüge mit Luftkammern, Schwimmgürtel und diverse Schwimmsprossen. Alle haben eins gemeinsam – sie geben Auftrieb und halten Ihr Baby in der günstigen vertikalen Position. Die Sicherheit, die diese Schwimmhilfen bieten, sollten Sie jedoch nicht überschätzen. Bitte richten Sie, nicht nur aus diesem Grunde, während des Babyschwimmens Ihre ganze Aufmerksamkeit auf Ihr Kind. Der Schwimmreifen beeinträchtigt die Armbewegungsfreiheit des Kindes mehr als die Schwimmflügel. Hinzu kommt noch, dass Kinder sich in diesem Reifen häufig einfach „hängen lassen", keinerlei motorische Aktivitäten zeigen, sondern das Köpfchen auf den Rand des Reifens legen und ganz versunken und verträumt daran herumlutschen oder -kauen. Da der Kopf schwer ist und die Körperlage im Verhältnis nicht ausreicht um das Gewicht auszugleichen kann es passieren, dass das Baby mit dem Reifen kippt. Schwimmflügeln, die natürlich ebenfalls die Armfreiheit beeinträchtigen, ist der Vorzug zu geben, da die im Wasser normalerweise gesteigerte Aktivität des Kindes damit weniger gebremst wird als mit dem Schwimmring. Diese Schwimmflügel gibt es in unterschiedlicher Ausführung – während die einen nur aufgeblasen werden (bitte streifen Sie sie immer erst über den Arm des Kindes und pusten Sie sie dann so auf, dass sie nicht einschnüren und die Blutzufuhr drosseln), besitzen die anderen einen zusätzlichen Styroporkern, der mehr Auftrieb und auch Sicherheit bietet und nicht so eng anliegt. Ehe Sie sich jedoch zum Kauf entscheiden, testen Sie bitte erst selbst, welche Art Ihnen sinn-

voller erscheint. Nehmen Sie Ihr Baby zu diesem Zweck mit in das Fachgeschäft.

Die Schwimmgürtel sind erst zu einem späteren Zeitpunkt geeignet, wenn sich die Körperproportionen des Kindes entsprechend verändert haben. Schwimmsprossen können Sie zum Einsatz bringen, wenn Sie sich davon überzeugt haben, dass Ihr Kind sich gut daran festhält.

Sind Schwimmhilfen am Anfang als sehr sinnvoll einzustufen, so sollten sie mit zunehmender Wassersicherheit des Kindes seltener eingesetzt werden. Dem Kleinen wird so die Möglichkeit gegeben Fertigkeiten, die es mit Schwimmhilfe erworben hat, zu vervollständigen, ohne auf Hilfsmittel angewiesen zu sein.

Und jetzt ins Wasser: Anleitungen zum Babyschwimmen

Bevor es richtig losgeht

Nun ist der Tag gekommen, an dem Sie mit Ihrem Baby zum ersten Mal die Schwimmhalle aufsuchen. Am sinnvollsten wäre es, wenn beide Elternteile die Möglichkeit hätten an diesem Ereignis teilzunehmen. In der Schwimmhalle angekommen, sprechen Sie bitte beruhigend auf Ihr Kleines ein, denn die neue Umgebung und die feuchte Wärme sind für die Kinder ungewohnt. Denken Sie bitte daran, dass Sie Kleingeld bereithalten, da die meisten Schwimmhallen mit Kassenautomaten versehen sind. Nachdem Sie sich und Ihr Baby ohne Hektik (!) entkleidet haben, betreten Sie den eigentlichen Hallenbereich. In den meisten Bädern ist es Vorschrift, vor dem Betreten des Wasserbeckens zu duschen. Bitte duschen Sie Ihr Baby aber nicht! Es kann sich doch sehr erschrecken, wenn Sie plötzlich mit ihm unter einen prasselnden Wasserstrahl gehen und nun pausenlos Wasser über seinen Kopf läuft, während es die dafür erforderliche Atemtechnik noch gar nicht beherrscht. Wenn Sie Ihr Kleines dann durch die relativ kühle Luft zum Schwimmbecken tragen, kann es außerdem leicht frieren und sich erkälten.

Lassen Sie Ihr Baby zunächst mit der Umgebung vertraut werden, zeigen Sie ihm die Schwimmhilfe; lassen Sie es damit spielen oder schauen Sie gemeinsam anderen Kindern zu, die sich schon im Becken befinden.

Die Dauer des Aufenthaltes im Wasser sollte zu Beginn 10 bis 15 Minuten nicht überschreiten, kann aber im Laufe der Zeit auf 30 – 40 Minuten ausgedehnt werden. Entscheidend dafür ist, ob Ihr Kind sich wohl fühlt. Ein Baby, das sehr weint und auch durch Körperkontakt nach ein paar Minuten nicht zu beruhigen ist, sollte aus dem Wasser genommen und abgetrocknet werden. Dies gilt auch für Kinder, die offensichtlich frieren.

Noch ein Wort zu Ihrer Erwartungshaltung. Bitte vermitteln Sie Ihrem Kind Freude am Spiel im Wasser und streben Sie keine „Leistung" an. Sie benötigen viel Geduld – es ist sinnlos, Druck oder Zwang auszuüben. Im Vordergrund steht, dass Ihr Kleines im Wasser nach und nach Selbstvertrauen und Selbstsicherheit erlangt.

Motivieren Sie Ihr Kind, indem Sie Übungen immer wiederholen und Ihr Kleines bei Misserfolgen trösten und trotzdem loben. Anerkennung, Lob und das Gefühl der Geborgenheit sind für die Entwicklung des Selbstvertrauens Ihres Kindes von immenser Bedeutung und unerlässlich.

Erster Wasserkontakt

Nachdem Sie Ihrem Kind die Schwimmhilfe angezogen haben, nehmen Sie es bitte liebevoll auf den Arm und gehen nun langsam ins Wasser. Während Sie beruhigend auf Ihr Baby einreden, lassen Sie zunächst seine Füßchen im Wasser planschen und gehen allmählich immer tiefer bis zu dem Punkt, wo Sie die folgenden Übungen sicher stehend mit Ihrem Kind durchführen können ohne sich verkrampfen oder bücken zu müssen. Bitte beachten Sie, dass Sie Ihr Kind, wenn es einmal im Wasser war, nicht mehr herausheben um eine Abkühlung zu vermeiden!

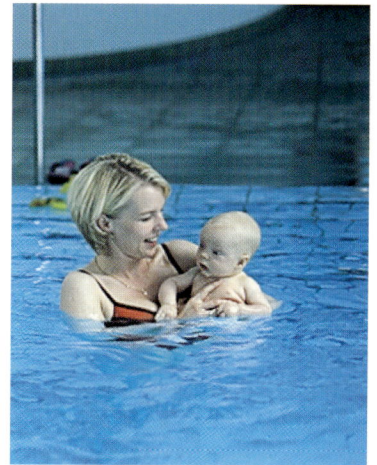

Langsam gehen Sie mit Ihrem Baby ins Wasser und sprechen währenddessen beruhigend auf das Kleine ein.

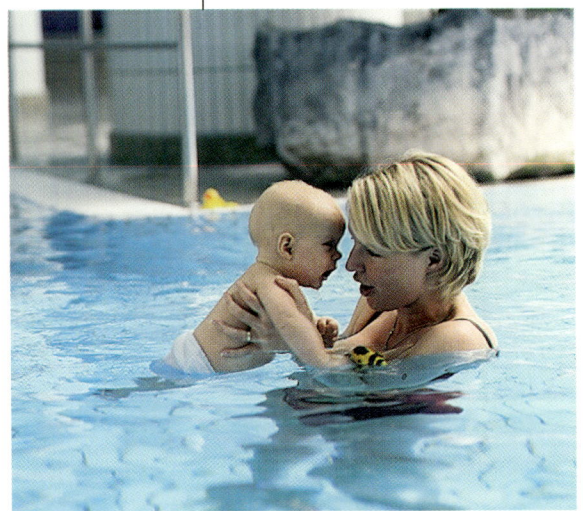

für die Schwimmbewegungen der Beine, die zu diesem Zeitpunkt wesentlich ausgeprägter sind als die Armbewegungen, ausgesprochen positiv ist. Man hat das Gefühl, das Kind würde Rad fahren; zum Teil werden auch beide Beine eingesetzt und wie beim Kraulen weggestoßen.

Übungen in Bauchlage

Umfassen Sie den Brustkorb Ihres Kindes und ziehen Sie es langsam durch das Wasser.

Wenn Ihr Baby sich an die Situation gewöhnt hat, lösen Sie bitte den engen Körperkontakt und umfassen seinen Brustkorb wie abgebildet. Sie nehmen Blickkontakt zu Ihrem Kind auf und bewegen es ganz langsam durch das Wasser. Sollte es dabei zu weinen beginnen, trösten Sie es und stellen wieder Hautkontakt her. Sobald es sich beruhigt hat, beginnen Sie von neuem das Kleine langsam durch das Wasser zu ziehen, wobei Sie es ein bisschen auf und ab wiegen. Dabei wird sich Ihr Baby hauptsächlich in der vertikalen Lage befinden. Dies ist eine Körperlage, die zunächst für das Gefühl des Schwebens im Wasser, für den Auftrieb und

Mit zunehmender Kräftigung des Stützapparates im Schulter-Nacken-Bereich ist Ihr Kind dann besser in der Lage seinen Kopf zu halten, sodass Sie dann mit Übungen in der Bauchlage beginnen können. Dazu legen Sie Ihre Hände fächerförmig unter den Brustkorb des Babys und stützen gegebenenfalls mit Ihren Unterarmen das Kinn des Kleinen, damit es nicht mit dem Gesicht ins Wasser taucht. Geben Sie Ihrem Kind wieder Zeit sich an die neue Position zu gewöhnen und führen Sie alle Bewegungen langsam und ohne Hektik aus um Ihrem Kind Sicherheit zu vermitteln.

Wenn Ihr Baby einmal mit dem Gesicht unter Wasser gerät und

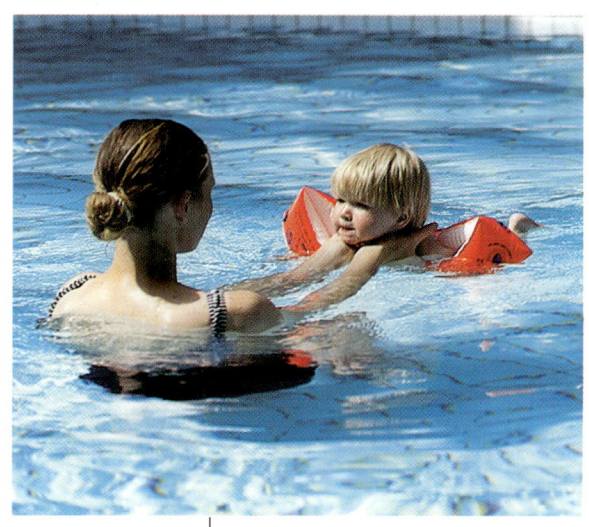

die Daumen und umschließen Sie mit Ihrer Hand sein Handgelenk. Durch das unterschiedliche Luftvolumen in den Lungen während der Atemphasen entstehen in vertikaler Lage leichte Auf- und Abwärtsbewegungen. Diese können Sie nun unterstützen, indem Sie Ihr Kleines verstärkt auf und ab tanzen lassen.

Anschließend ziehen Sie Ihr Baby zunächst langsam durchs Wasser und steigern die Geschwindigkeit dann etwas. Später können Sie sich auch mit Ihrem Kind im Kreis drehen. Junge Säuglinge sollten Sie allerdings immer unter den Achseln unterstützen um die überaus empfindlichen Handgelenke nicht zu sehr zu strapazieren.

Ihre Hände stützen fächerförmig den Brustkorb des Kindes, sein Kinn liegt auf Ihren Unterarmen.

sich dabei verschluckt, geraten Sie bitte nicht in Panik, sondern nehmen Sie Ihr Kleines aufrecht an Ihren Körper, strecken eines seiner Ärmchen nach oben und helfen Sie ihm so das Wasser abzuhusten. Reichen Sie nun Ihrem Kind

Später können Sie es bereits ziehen.

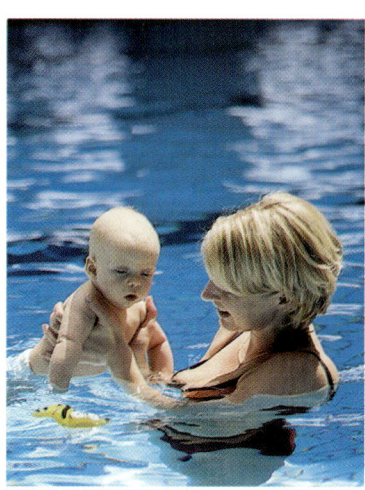

Lassen Sie es etwas auf und ab tanzen.

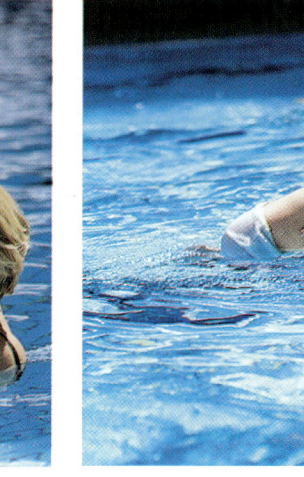

Übungen in Rückenlage

Sobald sich Ihr Baby an die neue Situation gewöhnt hat, die Bewegungsmöglichkeit und -freiheit genießt, beginnen Sie bitte, es auch mit der Rückenlage vertraut zu machen. Wahrscheinlich wird es diese Position vorerst nicht sonderlich mögen, weil in dieser Lage sein Blickfeld eingeschränkt ist und das Köpfchen ins Wasser eintaucht. Es ist deshalb sehr wichtig, dass Sie mit ihm sprechen, es freundlich anlächeln und sanft ermuntern.

Bringen Sie Ihr Kind nun in die Rückenlage und unterstützen Sie mit beiden Händen breitflächig den Rücken. Dabei ruhen sein Nacken und das Köpfchen auf Ihren Unterarmen. Ziehen Sie Ihr Baby ganz langsam rückwärts durch das Wasser, bis Sie spüren, dass es sich entspannt und die zunächst angezogenen Beinchen streckt.

Wenn dies erreicht ist, können Sie zum nächsten Schritt übergehen und nur noch den Nacken und Kopf des Kleinen stützen. Dabei umschließen Ihre Hände den Hinterkopf des Kindes, sodass er in Ihren Handflächen ruht, während Ihre Finger an den Wangen und am Kiefer des Babys anliegen. Nun ziehen Sie Ihr Kleines wieder langsam durch das Wasser. Wenn sich beide Eltern zusammen mit dem Kind im Wasser befinden, kann nun ein Partner verschiedene Spielsachen in Babys Blickfeld bringen, während der andere das Kleine in der Rückenlage stabilisiert. Reden Sie beruhigend auf Ihr Kind ein, setzen Sie unterschiedliche Mimik und differenzierte Tonfälle ein um die Aufmerksamkeit des Kleinen zu fesseln. Sobald sich Ihr Baby mit Ihrer Hilfe an diese Lage gewöhnt hat und sich sicherer fühlt, werden Sie bemerken, dass es zunehmend entspannter im Wasser liegt und Ihre Unterstützung zur Stabilisierung auf ein Minimum beschränkt ist.

Da in dieser Lage der Hinterkopf ins Wasser eintaucht, ist es unvermeidbar, dass auch die Ohren etwas nass werden. Bitte nach dem Schwimmen gut abtrocknen!

Lageänderungen und Einsatz der Schwimmsprosse

Sobald die Greifsicherheit Ihres Kindes groß genug ist, können Sie ein weiteres Hilfsmittel, die Schwimmsprosse, einsetzen. Ihr Kleines lernt dabei, dass es sich auch ohne Ihre Hilfe über Wasser halten kann. Legen Sie Ihr Kind zunächst mit den Armen über die Schwimmsprosse und ziehen Sie es an den Händen zu sich heran. Später legen Sie dann Babys Hände um die Sprosse, umschließen sie zunächst mit Ihren Händen. Nach und nach versuchen Sie dann Ihre Hände zu lösen. Beim Bemühen, sich allein an der Sprosse festzuhalten, wird das Baby automatisch in die Rückenlage geraten, was ihm sicher nicht sehr angenehm sein wird. Da die Sprosse durch die stark angewinkelten Arme des Kleinen am oberen Brustkorb anliegt, kann dies drücken. Außerdem wird das Baby versuchen den Kopf so anzuheben, dass er nicht im Wasser liegt, was bei der Schwere des Köpfchens doch recht anstrengend ist. Aus dieser Situation heraus ergibt sich die Möglichkeit einen Lagewechsel zu üben wie von selbst. Legen Sie dazu Ihre Hand flach unter Babys Brustkorb und geben Sie einen leichten Druck, bis es die Bauchlage einnimmt. Dann nehmen Sie die Hand weg und das Kind gleitet langsam zurück in die Rückenlage. Derartige Lageänderungen können Sie natürlich auch ohne Schwimmsprosse üben. Fassen Sie das Kind unter den Achseln und ziehen Sie es, während Sie

Ihr Kleines liegt mit den Armen über der Schwimmsprosse oder einem anderen Hilfsmittel und wird von Ihnen durch das Wasser gezogen.

Sie ziehen Ihr Kleines, das schön tief im Wasser liegen sollte, in Bauchlage auf sich zu.

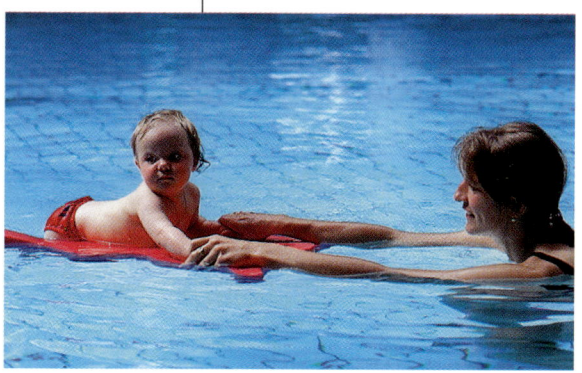

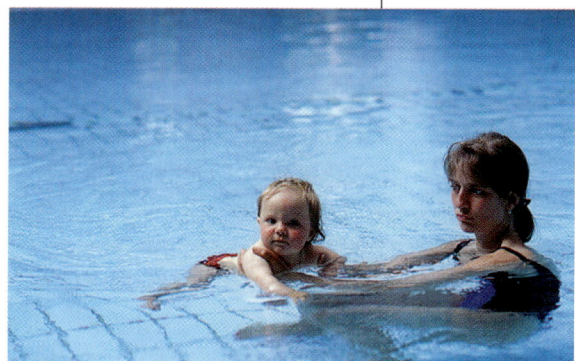

rückwärts laufen, auf sich zu. Durch den Auftrieb und die veränderte Wasserströmung nimmt Ihr Baby dabei die Bauchlage ein. Wenn Sie Ihre Bewegungsrichtung nun ändern und vorwärts laufen, wird sich die Lage Ihres Kindes so verändern, dass es Ihnen seine Füßchen zustreckt und in die Rückenlage kommt. Diese Lageänderungsübungen geben dem Kind nach und nach die Möglichkeit sich veränderten Bewegungen im Wasser anzupassen und ausgleichend zu reagieren.

Wichtig ist, dass Sie Ihrem Kind häufig neue Anregungen geben, die es in seiner Bewegungsfreude bestärken und seine Bewegungsfähigkeit verbessern.

Bewegungsintensivierung durch Einsatz von Spielzeug

Wenn Ihr Baby bereits über eine längere Phase Wassererfahrung gesammelt hat, können Sie langsam zu neuen Lernschritten übergehen, immer darauf bedacht das Kind nicht zu überfordern, ihm Lob und

Anerkennung zuteil werden zu lassen und ihm bei Rückschlägen Mut zu machen.

Zeigen Sie Ihrem Kind Spielzeug, das in zunächst geringer Entfernung auf dem Wasser schwimmt. Motivieren Sie Ihr Kleines nun, diesen Gegenstand, zum Beispiel einen Ball oder eine Ente, zu erreichen. Durch tretende Bewegungen mit den Beinchen gelingt es Ihrem Baby sich kurze Strecken vorwärts zu bewegen, während Sie darauf achten sein Gleichgewicht zu sichern.

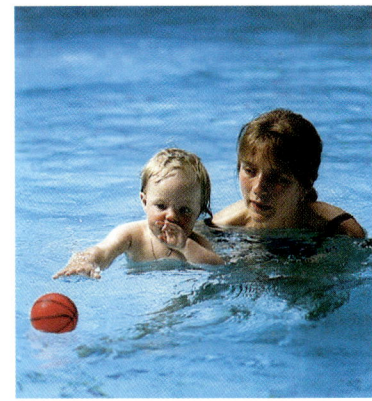

Ihr Kleines wird nun – bei leichter Unterstützung am Brustkorb – animiert, zu einem in geringer Entfernung auf dem Wasser schwimmenden Spielzeug zu gelangen.

Kinder, die schon routinierte „Wasserratten" sind und sich selbst recht gut im Gleichgewicht halten, kann man von einem Elternteil zum anderen paddeln lassen. Bitte beginnen Sie damit jedoch erst, wenn Sie sich davon überzeugt haben, dass Ihr Kind sich wirklich sicher im Wasser bewegt und auch keine Angst zeigt, wenn es mit seinem Gesichtchen mal ins Wasser taucht. Zunächst halten Sie dabei einen sehr geringen Abstand ein, den Sie mit zunehmender Sicherheit Ihres Kindes dann vergrößern. Anregung gibt auch ein Wasserball, der so eingesetzt wird, dass er die Füße des Kindes berührt, das sich in Rückenlage befindet. Diese Berührung stimuliert das Baby den Ball mit seinen Füßchen wegzustoßen.

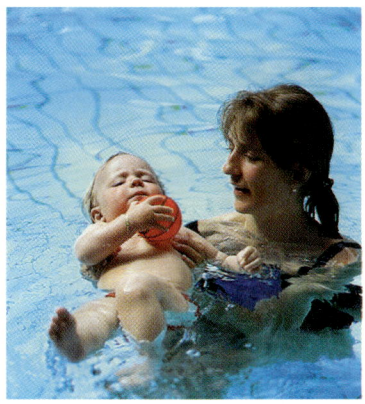

Auch hierbei wird wieder die Lageänderung geübt: In Bauchlage steuert Ihr Kleines auf einen Ball zu, erreicht ihn und wird in Rückenlage zurückgezogen.

Auf dem Wasser tanzende Luftballons begeistern die Kleinen ebenfalls und regen zu Bewegungsaktivitäten an, die Sie wieder unterstützen und steuern sollten. Wichtig ist, dass Ihr Baby dabei Erfolgserlebnisse erzielt – in diesem Fall, dass es den ersehnten Luftballon wirklich erreicht und dann damit spielen darf. Auch dabei kann man wieder Lageänderungsübungen einsetzen. Während Sie Ihr Kind in Bauchlage oder vertikaler Position auf den Ballon zusteuern lassen, bringen Sie es in die Rückenlage, sobald es den Ballon erreicht hat, und ziehen es so zum Ausgangspunkt zurück. Besonders viel Spaß bereitet dies in einer Gruppe. Dabei bildet man einen Kreis, in dessen Mittelpunkt die Luftballons schwimmen. Alle Kinder werden nun angeregt, auf die Luftballons zuzusteuern. Dann werden sie wieder an die Kreisperipherie zurückgezogen, um von da aus von neuem zu starten.

Auch die nächste spielerische Übung ist für eine Gruppe geeignet. Jedes Kind erhält eine Schwimmsprosse, an der es sich festhält. Dabei wird eine lange Reihe gebildet. Die Eltern, die neben ihren Kindern stehen, bewegen nun die Schwimmsprossen mit den Kindern in Schlangenlinien nach vorn. Besonders viel Spaß macht die Übung, wenn dazu gesungen wird. Wenn man mehrere Schwimmsprossen zu

einem Viereck zusammen-
steckt, kann man eine Kinder-
gruppe zum Beispiel im Kreis
drehen oder auch wieder in
Schlangenlinien durch das
Wasserbecken ziehen. Es gibt
sehr viele Varianten, diese Be-
wegungsspiele in einer Gruppe
einzusetzen.

Mit großem Vergnügen lassen
sich die Kinder auf dem
Rücken der Eltern „hucke-
pack" durch das Wasser ziehen. Führen Sie dieses Spiel
zunächst aber nur dann aus,
wenn sich eine zweite Person
mit Ihnen zusammen im Wasser befindet, die Ihnen Ihr Kleines sicher auf den Rücken legt.
Dann umfassen Sie die Händchen und Handgelenke des
Kindes und bewegen sich erst
langsam, dann etwas schneller,
wie eine Schlange oder als
„Dampflok" durch das Wasser.
Viele Kinder experimentieren
mit zunehmender Wasserge-
wöhnung. Sie planschen mit
den Händchen und beobach-
ten die kleinen Wellen, die dabei entstehen. Sie merken, dass
sie Spritzer erzeugen können
und setzen diese Erkenntnis
voller Freude in die Tat um.
Oder aber sie pusten ins Wasser und freuen sich über die
blubbernden Wasserblasen.

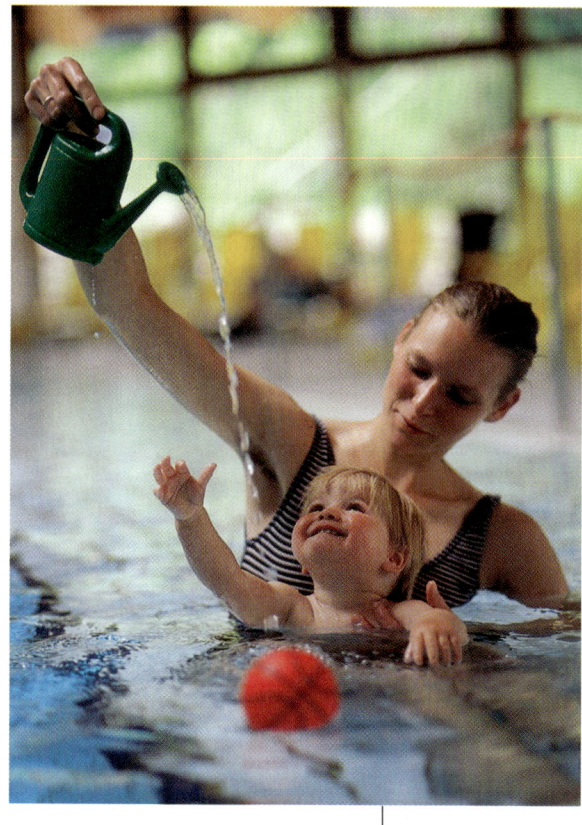

Immer wieder erlebt man, dass
es älteren Babys mit längerer
Wassererfahrung viel Freude
bereitet sich vom Beckenrand
(bitte nicht aus größeren
Höhen!) zunächst aus sitzen-
der Position ins Wasserbecken
ziehen zu lassen, wobei Was-
serspritzer durchaus nicht
mehr als unangenehm emp-
funden werden. Bei der nächsten Variante gleiten sie dann
aus dem Stand in die Arme des
unten stehenden Elternteils.

Wenn Ihr Kleines
erst einmal ent-
deckt hat, wie
herrlich man im
Wasser planschen
und spritzen kann,
wird es kaum
noch herauskom-
men wollen.

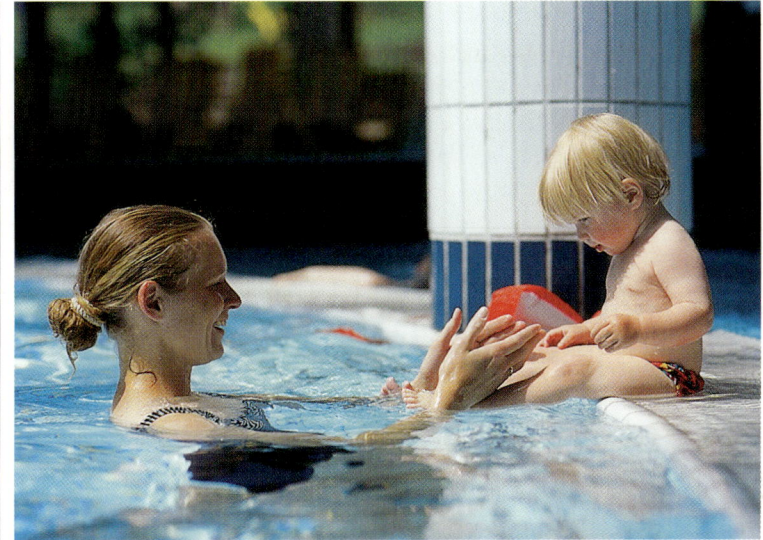

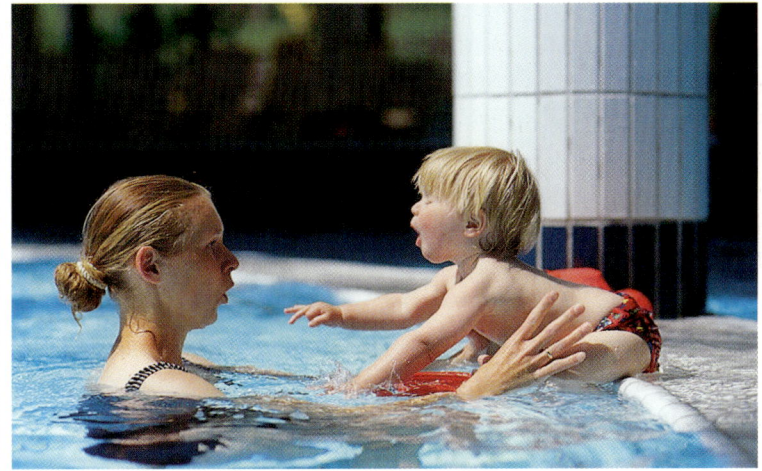

Mit dem Wasser bereits gut vertraute „ältere" Kinder lassen sich gern – zunächst sitzend – vom Beckenrand ins Wasser ziehen, wo sie sicher aufgefangen werden.

Dabei sollte unbedingt gesichert sein, dass Sie so viel Erfahrung im Umgang mit Ihrem Kind gesammelt haben, dass Sie Ihr Kleines sicher festhalten, ohne dass es mit dem Kopf völlig unter Wasser gerät. Bis zu diesem Zeitpunkt vergehen erfahrungsgemäß einige Wochen, in denen Sie ganz kontinuierlich mit Ihrem Kind schwimmen gehen sollten. Geben Sie Ihrem Kleinen Sicherheit und Geborgenheit, Lob

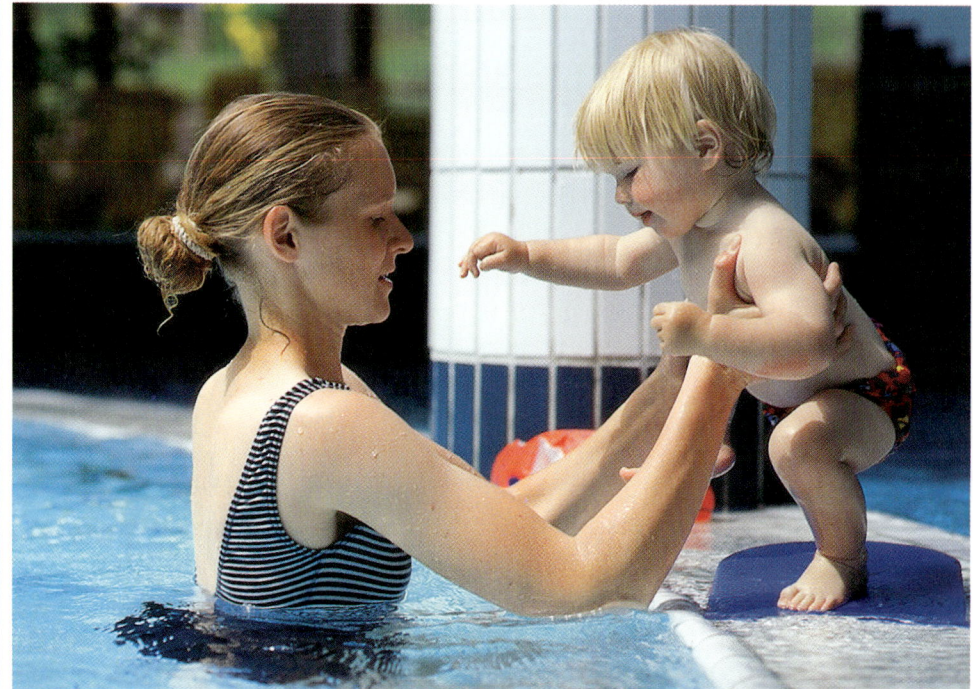

Beherrscht Ihr Kind diese Übungen, kann es auch aus dem Stand in die Arme des sich im Wasser befindenden Elternteils gleiten.

und Anerkennung bei der Bewältigung von Lernschritten und genießen Sie die wohltuende Bewegung im warmen Wasser gemeinsam.
Die hier vorgestellten Übungen sind als Anregungen zu verstehen. Selbstverständlich sollen Sie mit Ihrem Kind eigene Varianten finden und ihm auf diesem Wege über Freude an der Bewegung im Wasser zu größerer Sicherheit und Unabhängigkeit und damit zum ersten Schritt des Schwimmenlernens verhelfen.

Nachwort

Liebe Eltern,
Sie haben nun einen kleinen Einblick in unterschiedliche Möglichkeiten der Entwicklungsförderung erhalten und sicher verschiedene Anregungen in die Tat umgesetzt. Wahrscheinlich haben Sie, nachdem Sie sich mit dieser Materie vertraut gemacht haben, auch selbst zusätzliche Varianten gefunden, die Ihr tägliches Übungsprogramm erweitern. Bestimmt haben Sie nach kurzer Zeit feststellen können, wie viel Spaß Ihrem Baby die gemeinsame „Arbeit" bereitet. Gerade das ist eines der ganz dringenden Anliegen: Entwicklungsförderung soll kein „notwendiges Übel" sein, sondern Freude bereiten, die enge Vertrautheit vertiefen und dem kleinen Menschlein helfen seinen Lebensweg mit intensiver Unterstützung, Verständnis und mit Geborgenheit zu beginnen. Bitte sehen Sie dieses Angebot an Übungsmöglichkeiten immer als Vorschlag, Anregung, Hilfe an. Stellen Sie bitte keinen starren Plan auf, nach dem Sie täglich ein Programm mit Ihrem Baby absolvieren, das erst dann zu Ende ist, wenn der letzte Punkt abgehakt wird. Erkunden Sie vielmehr mit Ihrem Kind gemeinsam, was ihm Spaß macht, begeben Sie sich zusammen auf den aufregenden Weg des Lernens und freuen Sie sich über jeden Erfolg, ohne jedoch einen Misserfolg zu kritisieren. Bitte akzeptieren Sie, dass Ihr Kleines an manchem Tag keine Lust verspüren wird, auf Ihr sorgfältig zusammengestelltes Übungsprogramm einzugehen. Begegnen Sie Ihrem Kind mit viel Liebe und Einfühlungsvermögen – dann werden Sie ganz intuitiv das Richtige tun. Für Ihr Interesse an diesem Buch bedanke ich mich und hoffe, dass ich Sie damit ein bisschen auf dem Weg des gegenseitigen Kennen- und Verstehenlernens begleiten und unterstützen konnte. Ihnen und Ihrem Baby auf dem weiteren Lebensweg alles Gute!

Weiterführende Literatur

Amelia Auckett, *Wie man ein Baby glücklich macht*, Windpferd 1993

Reiner Cherek, *Säuglingsschwimmen und Kleinkinderschwimmen*, Verlag Modernes Leben 1998

Dorothy Einon, *Spielen, Lernen, Fördern*, Mosaik, München 1998

Gerhard Lewin, *Schwimmen kinderleicht*, Sportverlag, Berlin 1994

Frédérik Leboyer, *Sanfte Hände*, Kösel, München 1997

Karin Mönkemeyer, *Babyspiele und Kinderspiele*, Südwest, München 1997

Barbara Nees-Delaval, *Wir werden Eltern*, FALKEN, Niedernhausen 1998

Heidi Velten, Bruno Walter, *Harmonische Babymassage*, Urania, Berlin 1997

Christina Voormann, Govin Dandekar, *Babymassage*, Gräfe und Unzer, München 1998

Peter Walter, *Das entspannte Baby*, Kösel, München 1989

Barbara Zukunft-Huber, *Moderne Säuglingsgymnastik*, Trias, Stuttgart 1989

ElternRatgeber

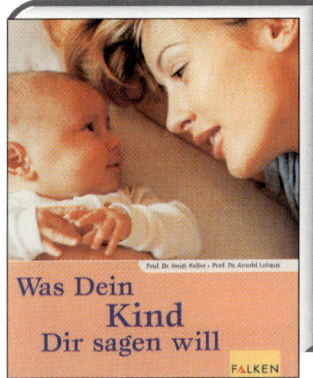

Von Prof. Dr. Keller, Prof. Dr. Lohaus,
H. Velten, 160 S., 179 Farbfotos, gebunden
ISBN: 3-8068-7513-8
DM 20,00

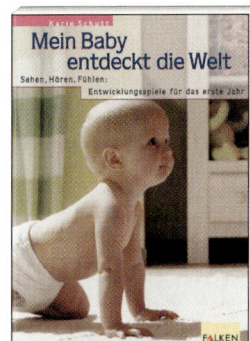

Von K. Schutt,
96 S., 50 Farbfotos, kartoniert
ISBN: 3-8068-2656-0
DM 19,90

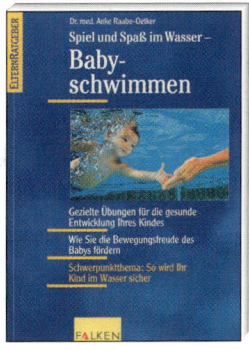

Von Dr. med. Raabe-Oetker,
128 S., 55 Farbfotos, kartoniert
ISBN: 3-8068-1873-8
DM 24,90

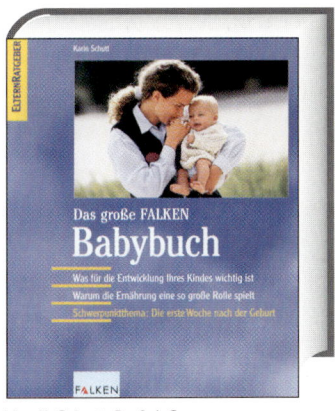

Von K. Schutt, Prof. J. Spanger,
352 S., 415 farb. Abbildungen, gebunden
ISBN: 3-8068-7380-1
DM 39,90

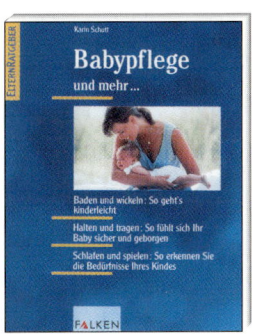

Von K. Schutt,
120 S., 78 Farbfotos, kartoniert
ISBN: 3-8068-2053-8
DM 24,90

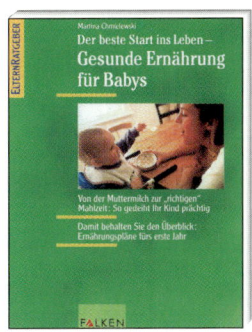

Von M. Chmielewski,
120 S., 10 Farbfotos, kartoniert
ISBN: 3-8068-2054-6
DM 19,90

Stand der Preise 1.9.2000 · Änderungen vorbehalten

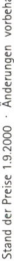

FALKEN
Wissen wie.

Im FALKEN Verlag sind zahlreiche Titel zum Thema »Schwangerschaft und Geburt« erschienen.
Bitte fragen Sie überall dort, wo es Bücher gibt.

Sie finden uns im Internet: **www.falken.de**

Dieses Buch wurde auf chlorfrei gebleichtem und säurefreiem Papier gedruckt.

Der Text dieses Buches entspricht den Regeln der neuen deutschen Rechtschreibung.

ISBN 3 8068 2055 4

© 1999 by FALKEN Verlag, 65527 Niedernhausen/Ts.

Umschlaggestaltung: Elisabeth Berthauer
Titelbild: G + J Fotoservice, Bokelberg, Hamburg
Foto Umschlagrückseite: Andrea Leiber, München
Fotos: Andrea Leiber, München
Redaktion: Herbert Habicht / Elke Müller
Herstellung: Harald Kraft

Satz: FALKEN Verlag, Niedernhausen/Ts.
Druck: Appl, Wemding

817 2635 4453 62